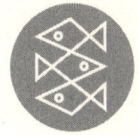

Die Entdeckung eines Wundermittels, das den Körper verjüngt, wirksam bei Krankheiten von Diabetes bis Depression ist, das Gedeihen von Kindern fördert und wieder Schwung ins Liebesleben bringt – wie lang haben wir darauf gewartet! Der Bestsellerautor Jörg Blech präsentiert einen Wendepunkt der medizinischen Forschung: Die Heilkraft der Bewegung ist die Antwort auf die großen Krankheiten unserer Zeit.

»[Jörg Blech] liefert in seinem Buch eine derart faktenreiche Fülle an wissenschaftlichem Material zugunsten einer neuen Mobilität, dass die selbstauferlegte Bewegungsarmut [...] das Attribut Dummheit wohl endgültig verdient.«

Frankfurter Allgemeine Zeitung

»Jörg Blech hat sich wirklich in Bewegung gesetzt, um die halbe Welt ist er gereist, um medizinische Spezialisten zu konsultieren und um Auskünfte einzuholen über die Kraft, die Krankheiten besiegt und das Leben verlängert – eben die Bewegung.«

NDR Kultur

»… [ein Buch], das das Zeug zum Klassiker hat.«

Mindener Tageblatt

Seit seinem Enthüllungsbuch ›Die Krankheitserfinder‹ hat sich *Jörg Blech*, Jahrgang 1966, als kritischer Medizinjournalist etabliert. Sein Buch hat viele Diskussionen in Gang gebracht, stand auf Platz 1 der Bestsellerliste und liegt in zwölf Sprachen vor. Jörg Blech hat sein Biologie-Diplom in Köln abgelegt und das Schreiben an der Henri-Nannen-Journalistenschule in Hamburg gelernt. Der Autor arbeitete lange im Ressort Wissen der ›Zeit‹ und ist seit 1999 Mitglied der SPIEGEL-Redaktion. Zuletzt erschienen ›Heillose Medizin‹ (Bd. 17916) und ›Gene sind kein Schicksal‹ (Bd. 18619) im Fischer Taschenbuch. Im S. Fischer Verlag erschien zuletzt ›Die Psychofalle‹.

Weitere Informationen, auch zu E-Book-Ausgaben, finden Sie bei www.fischerverlage.de

Jörg Blech

Die Heilkraft der Bewegung

Wie Sie Krankheiten besiegen
und Ihr Leben verlängern

FISCHER Taschenbuch

Dieses Buch will bewegen, aber es sollte nicht den Rat eines Mediziners ersetzen. Leserinnen und Leser, die eine Erkrankung haben, konsultieren bitte ihre Ärztin oder ihren Arzt, ehe sie loslegen.

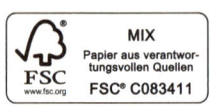

Überarbeitete Neuausgabe des Titels
›Heilen mit Bewegung‹
Erschienen bei FISCHER Taschenbuch
Frankfurt am Main, August 2014

© S. Fischer Verlag GmbH, Frankfurt am Main 2007
Grafiken: Peter Palm, Berlin
Satz: Dörlemann Satz, Lemförde
Druck und Bindung: CPI books GmbH, Leck
Printed in Germany
ISBN 978-3-596-19869-6

Für Anke, Hannah, Antonia und Leo

Zu unserer Natur gehört die Bewegung,
die vollkommene Ruhe ist der Tod.

Blaise Pascal

Inhalt

Vorwort

Durch Enthaltsamkeit und Ruhe werden viele Krankheiten geheilt – so sagte es Hippokrates vor mehr als 2000 Jahren. Doch der Lehrsatz des Arztes aus der griechischen Antike wird gerade in Frage gestellt: Forscher setzen die körperliche Bewegung wie ein Heilmittel gegen unterschiedlichste Erkrankungen ein – und erzielen damit reihenweise bessere Erfolge als mit herkömmlichen Behandlungsversuchen.

Der Wandel von Schonung hin zur körperlichen Aktivität ist jedoch noch nicht vollzogen. Die Bewegung hat bis heute keinen eigenen, geschweige denn einen zentralen Platz in der Medizin gefunden, die Berichte über ihre erstaunlichen Erfolge stehen verstreut in der Fachliteratur – und sind aus diesem Grund vielen medizinischen Laien, aber auch etlichen Ärzten verborgen geblieben. Aus Unkenntnis setzen sie noch auf Produkte der Pharmaindustrie, auf Apparatemedizin – und auf körperliches Nichtstun.

Mein Ziel war es, das Wissen um die Heilkraft der Bewegung in einem Buch zusammenzuführen, das einen informiert und unterhält. Ich wollte ganz einfach wissen: Was geschieht mit Leib und Seele, was passiert in Geweben und Zellen, wenn ein Mensch körperlich aktiv ist? Dazu habe ich mich bei Ärzten und Wissenschaftlern kundig gemacht, die wichtigen Studien zusammengetragen und das Material für diese neue Auflage gründlich überarbeitet.

Je mehr Studien ich las, desto schwerer fiel mir allerdings das Sitzen am Schreibtisch. Noch nie hat uns die Wissenschaft bessere Argumente geliefert, sich körperlich zu bewegen. Eine umfassende Analyse mit Daten aus weltweit mehr als 300 Studien hat gerade ergeben, dass bei der Behandlung von Herzerkrankungen, Schlaganfall und Zuckerkrankheit (Typ-2-Diabetes) regelmäßige Bewegung Medikamente überflüssig machen kann.[1] Ihr therapeutisches Potential ist der Analyse zufolge noch viel zu wenig erforscht und bleibt im klinischen Alltag viel zu häufig ungenutzt. Auch Menschen mit Krebserkrankungen profitieren von körperlicher Aktivität.[2] Ärzte empfehlen sie oftmals zurückhaltend, doch die Patienten sind belastbarer als bisher angenommen.

Für gesunde Menschen hat die Bewegungsforschung ebenfalls großartige Neuigkeiten: Diese haben von körperlicher Aktivität noch mehr, als sich die meisten von ihnen vorstellen können. Gerade Menschen im mittleren Alter können durch moderate Bewegung Krankheiten auf Distanz halten und nebenbei einen Körper haben, der nicht sonderlich alt aussieht, aber alt werden kann. Eine Studie mit Daten von fast 650 000 Menschen über 40 Jahren hat es bestätigt: Wer jede Woche 150 Minuten flott spazieren geht, der verlängert sein Leben durchschnittlich um drei bis vier Jahre.[3]

Es ist nie zu spät, in Bewegung zu kommen. Menschen, die erst im hohen Alter zur körperlichen Ertüchtigung finden, erkranken fortan viel seltener an Herz-Kreislauf-Krankheiten, Diabetes und Krebs.[4] Und schließlich, so lautet eine andere neue, erfreuliche Erkenntnis, können wir die

Bewegung schon mit vergleichsweise wenig Aufwand für uns wirksam werden lassen. 75 Minuten flottes Spazierengehen in der Woche verbessert die Gesundheit bereits messbar.[5]

Die geringe Schwelle mag darauf zurückgehen, dass der Mensch von Natur aus nicht ganz so viel Aktivität braucht, wie die Evolutionsmediziner bisher vermuteten.[6] Gleichwohl wird nicht nur der Körper, sondern auch der Geist entscheidend durch den natürlichen Bewegungsdrang geprägt. Wer sich körperlich betätigt, der stellt bestimmte Proteine her, die neue Nervenzellen wachsen lassen. Im Laufe der Generationen ist unsere Spezies auf diese Weise womöglich zu ihrem großen Gehirn gekommen – die Bewegung hat den Menschen zum Menschen gemacht.[7]

Es spricht also nichts mehr dagegen, ein Rezept für Bewegung auszustellen. Zu Beginn meiner Recherchen habe ich unweigerlich damit angefangen, mich viel häufiger als früher aus eigener Kraft zu bewegen.[8] Heute fahre ich mit dem Fahrrad ins Büro (eine Strecke 17 Kilometer) und gehe jeden Sonntag in der Frühe mit einem Freund laufen (11 Kilometer). Wenn ich mich verausgabe, dann spüre ich etwas, das ich mir nicht anlesen kann: Es ist ein großartiges Gefühl, sich zu bewegen.

Berlin im Februar 2014

Kapitel 1

Heilen mit Bewegung

Auf den ersten Blick entspricht der Arbeitsplatz des kalifornischen Psychiaters Wayne Sandler dem Klischee: An der Wand hängen Bilder von Sigmund Freud, in einem Glasschrank liegen Lehrbücher der Hirnanatomie, und eine Couch gibt es natürlich auch.

Doch dann ist da noch etwas, das hier gar nicht hinzugehören scheint: zwei Laufbänder.

»Immer wieder haben mir Patienten gesagt, wie wohl sie sich fühlen, wenn sie sich einmal richtig bewegen«, erzählt Sandler, dessen Praxis im neunten Stock eines Hochhauses im reichen Century City District von Los Angeles liegt. Doch, so klagten die Gemütskranken, sie fänden keine Zeit oder fühlten sich einfach zu labil, um Sport zu treiben. Aus diesem Grund hat Sandler beschlossen, seine Gesprächstherapie mit körperlicher Ertüchtigung zu kombinieren.

Etwa die Hälfte der depressiven oder angstgestörten Patienten bringen mittlerweile Laufschuhe mit, wenn sie einen Termin bei Doc Sanders haben. Der drahtige Arzt, der selbst jeden Tag Gewichte stemmt oder auf dem Fahrrad-Ergometer strampelt, schlüpft dann in seinen schwarzen Sportdress. Die Laufbänder hat Sandler einander gegenüber aufgestellt, so dass er seinem Patienten ins Gesicht blicken kann. Zwei Startknöpfe klicken, die Therapie im Traben kann beginnen.

Zwar verschreibt Sandler einigen seiner Patienten nach wie vor Medikamente wie die Modedroge Prozac. Jedoch ist er davon überzeugt, dass Bewegung eine gestörte Gehirnchemie häufig besser ins Gleichgewicht bringt als Arzneimittel. Seine Lauf-Kundschaft jedenfalls sei begeistert, berichtet der Psychiater, der das Training mittlerweile wie eine Arznei verschreibt: »Bewegung wird jetzt Ihre Medizin sein – und Sie brauchen davon jeden Tag mindestens 30 Minuten.«[1]

Auch Carolyn Kaelin glaubt an die Heilkraft der Bewegung. Die Mutter zweier Kinder lebt in Boston. Im Sommer vor einiger Zeit erkrankte sie an Brustkrebs. Da war sie gerade 42 Jahre alt. Eine Chemotherapie, fünf Operationen einschließlich der chirurgischen Entfernung der Brüste haben die Frau nicht davon abhalten können, so häufig wie möglich ins Fitnessstudio zu gehen und jeden Tag zur Arbeit zu laufen: »Es ist die eine Sache, die ich für mich tun kann, von der ich weiß, dass sie nützlich ist.«

Kaelin kennt sich aus. Sie gehört zu den bekanntesten Brustkrebs-Chirurginnen der USA und ist Direktorin an der Harvard Medical School. Wer ihr strahlendes Lächeln sieht und ihre Vitalität spürt, mag nicht glauben, welchen Leidensweg sie gegangen ist. Doch gerade das nährt die Hoffnung ihres Publikums. Stets tragen in ihren Vorträgen einige der Zuhörerinnen Tücher, um den während einer Chemotherapie kahl gewordenen Kopf zu bedecken.

Eine wachsende Zahl von Studien, berichtet Kaelin ihrem gebannten Publikum, zeige: Körperliche Bewegung kann das Leben von Brustkrebspatientinnen verlängern und die

Wahrscheinlichkeit von Rückfällen verringern. Werde ein Brustkrebs diagnostiziert, empfiehlt die attraktive Professorin, solle die betroffene Frau so schnell wie möglich mit einem Fitnessprogramm beginnen: »Ihnen mag überhaupt nicht danach zumute sein. Aber ich glaube, es kann wahrlich Ihr Leben retten.«[2]

Bisher empfahlen Ärzte körperliche Aktivität und sanften Sport meist als Prophylaxe, um den Ausbruch von Krankheiten und Leiden zu vermeiden. Doch nun kommt die Bewegung in die ganze Medizin. Psychiater und Onkologen, ebenso Orthopäden, Demenzforscher und Kardiologen erkennen: Den Körper in Gang zu setzen hilft Menschen auch dann, wenn sie schon längst krank sind.

In vielen Fällen ist dosiertes Training eine Ergänzung bewährter Therapien. Häufig, so zeigen neue Studien, wirkt Bewegung sogar besser als teure Tabletten und Hightech-Medizin. Sie kann neue Gefäße und heilende Zellen in erkrankten Geweben wachsen lassen und Krankheitsverläufe regelrecht umkehren.

Glücklicher Geist in bewegtem Körper

Es ist der Geist, befand einst der Dichter Friedrich Schiller, der sich den Körper baut. Den umgekehrten Fall hielt die Medizin lange für ausgeschlossen. Die meiste Zeit war in den Lehrbüchern der Neurologie zu lesen, körperliche Arbeit könne das Gehirn in keiner Weise beeinflussen. Ein ominöses »Automatiezentrum« würde Durchblutung und Stoffwechsel des Denkorgans immerfort konstant halten, ganz gleich, ob der dazugehörige Leib gerade eine Steilwand erklimmt oder im Schatten eines Obstbaumes döst.[3] Überdies galt der Lehrsatz, das Gehirn eines Erwachsenen könne sich nicht verjüngen: Weil nach der Geburt keine neuen Nervenzellen mehr wüchsen, seien Stillstand und Niedergang sein Schicksal.

Nun revidieren Hirnforscher das vernichtende Urteil: Es ist auch der Körper, der sich den Geist baut. Wer seine Muskeln trainiert, der flutet seine grauen Zellen geradezu mit frischen Nähr- und Wuchsstoffen. Dadurch wachsen neue Nervenzellen. Diese Neulinge sind leicht erregbar und besonders lernfähig. Sie sterben allerdings nach einigen Wochen wieder ab, wenn man sie nicht benutzt. »Körperliche Aktivität ist für die Bildung neuer Nervenzellen notwendig«, erklärt Josef Bischofberger vom Departement Biomedizin der Universität Basel. »Geistige Aktivität ist wichtig für das Überleben dieser Zellen.« Denn durch diese Beanspruchung fügen die Neuronen sich dauerhaft in das Denkorgan und erhöhen offenbar dessen Vermögen, Neues zu lernen.

Das bedeutet: Wir können das Gehirn wie einen Muskel trainieren, und zwar in jedem Alter. »Fitnesstraining verbessert die Wirksamkeit und Leistung von Nervenzellen«, sagt auch der Psychologe Arthur Kramer. »Ältere Gehirne sind viel anpassungsfähiger und formbarer, als man es uns beigebracht hat.«[4]

Niemand muss groß in Schweiß ausbrechen, um die heilenden Effekte zu ernten: Wer dreimal in der Woche eine halbe Stunde lang schnell geht oder joggt, so entdeckten beispielsweise Forscher der amerikanischen Duke University in einer Vergleichsstudie, der schützt sich genauso wirksam gegen Missmut und Trauerattacken wie Menschen, die jeden Tag Stimmungsaufheller schlucken.[5]

Wie es eigentlich sein kann, dass Ertüchtigung zu guten Gefühlen führt, das hat der Psychiater Ronald Duman von der Yale University entdeckt: Mäuse, die nach Herzenslust auf Laufrädern rennen, produzieren im Gehirn ein Protein, das pharmakologisch gesehen wie ein Medikament gegen Depressionen wirkt. Dieses körpereigene Protein heißt VGF und verbessert die Verschaltungen der Nervenzellen, wodurch das Gehirn offenbar gegen krankmachenden Stress geschützt wird.[6]

Von der Schonung zur Aktivität

Die ermutigenden Erkenntnisse werden bekannt, weil überall auf der Welt Ärzte dazu übergehen, den Einfluss von körperlicher Bewegung in Studien zu messen und ihren Nutzen zu bewerten. Das häufige Ergebnis: Moderates Training ist als eigenständiges Heilmittel anzusehen, das wir wie ein bewährtes Medikament dosieren können. Ein Wendepunkt der Heilkunde sei erreicht, konstatieren Mediziner der Universität Kopenhagen: Das Wissen um den Segen der Bewegung »ist jetzt so umfangreich, dass dieses angewendet werden muss«.[7]

Der Paradigmenwechsel von Schonung zu Aktivität betrifft gerade die großen Volkskrankheiten: Osteoporose, rheumatischer Gelenkverschleiß, chronische Rückenschmerzen oder etwa Zuckerkrankheit (Typ-2-Diabetes) – sie alle lassen sich durch Bewegung zurückdrängen und sogar besiegen. Zappeligen Schulkindern wird körperliche Ertüchtigung verschrieben, anstatt ihnen, wie bisher, zum Pausenbrot Psychopharmaka zu reichen. Tabletten vom Schlage des Potenzmittels Viagra kann man getrost ersetzen – durch moderate Bewegung. Denn eine Langzeituntersuchung an mehr als 1000 Männern hat ergeben: Das einzige Verhalten, das impotenten Patienten aufhilft, ist regelmäßige körperliche Aktivität.

Deutlich feststellbar ist auch der gute Effekt aufs Herz. Wer seinen Kalorienverbrauch erhöht, der senkt die Wahrscheinlichkeit, dass seine Herzkranzgefäße verkalken. Der Kardiologe Rainer Hambrecht vom Herzzentrum Bremen studiert das Phänomen auf Ebene der Zellen. »Patienten mit stabiler koronarer Herzkrankheit«, erklärt er, »können ihre Lebenserwartung erhöhen, wenn sie beginnen, Sport zu treiben.«

Je mehr die Forscher erfahren und verstehen, desto entschiedener fordern sie die Abkehr vom klassischen Rat, demzufolge der Kranke das Bett zu hüten habe. »Viele Ärzte empfehlen (immer noch) bei verschiedenen Krankheiten körperliche Schonung oder raten von jeglicher körperlicher Aktivität ab«, klagte der Remscheider Internist und Kardiologe Herbert Löllgen im *Deutschen Ärzteblatt*.[8] Doch gerade bei Stoffwechselerkrankungen und Gelenkverschleiß sei Nichtstun »meist kontraindiziert« und verschlechtere sogar die Lebensqualität.

Besonders Krebspatienten werden mitunter noch vielfach zu körperlicher Untätigkeit angehalten – aus dem ärztlichen Glauben heraus, sie verkrafteten dadurch die Strapazen der Behandlung besser. Doch tatsächlich ist eher das Gegenteil wahr, berichtet die *Deutsche Zeitschrift für Onkologie* in einer Schwerpunktausgabe. In ihr steht zu lesen, wie manche Ärzte dazu übergehen, selbst schwerkranken Patienten Fahrrad-Ergometer aufs Krankenzimmer zu stellen. Körperliche Bewegung hellt demnach das Gemüt der Patienten auf und schenkt ihnen verloren geglaubte Kraft. Sie vermag die körpereigene Krebsabwehr zu stärken – und kann sogar das Leben verlängern.

Diese aufregenden Befunde haben sich merkwürdigerweise wenig herumgesprochen. In Deutschland, klagten Mitarbeiter vom Lehrstuhl für Sport und Gesundheitsförderung der Technischen Universität München, »ist der therapeutische Wert des Sports in der Krebsnachsorge noch vergleichsweise unbekannt und wird zum Teil sehr stiefmütterlich behandelt«.[9]

Generell dürfte ärztlicher Rat zur Ruhe das Ableben etlicher Patienten befördern. Beispiel Herzmuskelschwäche: Die krankmachenden physiologischen Vorgänge, die zum Schwund des Pumpmuskels führen, verschlimmern sich nur, wenn der Betroffene sich auf falsche Anordnung hin nicht mehr bewegt. Gut informierte Mediziner verordnen inzwischen das Gegenteil: Einer aktuellen Übersichtsstudie zufolge kann Sport bei stabiler chronischer Herzinsuffizienz die Wahrscheinlichkeit, daran zu sterben, um etwa 35 Prozent senken.[10]

Moderate Bewegung verlängert das Leben

Den Einfluss von Inaktivität auf gesunde Menschen haben Forscher ebenfalls neu bewertet. Der unter Büroangestellten so verbreitete Minimalgebrauch der Muskeln kann demnach fast so schädlich sein wie das Rauchen von Zigaretten. Die Sterblichkeitsrate träger Menschen liegt bis zu einem Drittel höher als jene reger Vergleichspersonen. Ein Senior, der jeden Tag eine Meile (1,6 Kilometer) weniger spazieren geht als sein gleichaltriger Nachbar, wandert – bei sonst gleichen Risiken – sieben Jahre früher ins Grab.

Für jeden auf dem Erdenrund gilt: »Wer sich systematisch körperlich aktiv betätigt und Belastungsreize setzt, löst positive gesundheitswirksame Anpassungsprozesse aus«, so Heinz Mechling, Emeritus an der Universität Bonn und der Deutschen Sporthochschule Köln. Die Formel bezieht sich nicht nur auf Sport, bei dem es um Höchstleistungen, um Gewinnen und Verlieren geht. Vielmehr gilt sie für jede Bewegung, die wir durch die Arbeit unserer Muskeln hervorbringen. Dazu zählen schon moderater Sport wie Wandern und Aktivitäten des Alltags wie Treppen steigen, Gehen, Rad fahren, Unkraut jäten oder der Hausputz. Gerade diese Art von Gesundheitssport hält jung und verlängert, im Alter clever dosiert, das Leben: Wer jede Woche 500 bis 2000 Kilokalorien zusätzlich verbrennt, wird mit einer verringerten Sterblichkeit belohnt: um 28 Prozent sinkt sie bei 60 bis 69 Jahre alten Menschen, um 37 Prozent bei 70- bis 84-Jährigen.[11]

Die Hoffnung, körperliches Nichtstun sei nicht weiter abträglich, sofern man nur das Gewicht halte und sich vernünftig ernähre, halten Evolutionsmediziner wie Frank Booth von der University of Missouri in Columbia für einen Trugschluss. Die modernen Menschen seien noch immer auf das Leben als Jäger und Sammler programmiert, weil ihre genetische Ausstattung sich in den 10 000 Jahren seit der Steinzeit kaum verändert hat.

Damals vollbrachten die Menschen Tag für Tag athletische Leistungen, wenn sie Nahrung suchten, wilden Tieren nachstellten und Unterkünfte bauten. Diejenigen, die aufgrund ihrer Gene dazu nicht fähig waren, starben aus. So entstand in den Genen der Überlebenden im Laufe der Jahrtausende ein biologisches Rüstzeug, das immer weiter vererbt wurde. Es bürgt für optimale Abläufe im Körper – aber eben nur, solange ein Mensch sich regelmäßig bewegt.

Auf eines ist das Erfolgsmodell Homo sapiens gar nicht eingestellt: Bewegungsarmut. Heute jedoch findet sich ein großer Teil der Weltbevölkerung in Industriegesellschaften wieder, für die niemand vorgesehen war: Milliarden Menschen verbringen die meiste Zeit des Lebens im Sitzen oder im Liegen.

Zwar haben wir dank verbesserter Hygiene und Geburtsmedizin sowie Antibiotika eine deutlich längere Lebenserwartung als unsere Vorfahren. »Aber der Durchschnittsangestellte in einem Büro wäre sehr viel gesünder«, sagen die amerikanischen Evolutionsmediziner Randolph Nesse und George Williams, »verbrächte er seine Tage damit, nach Muscheln zu tauchen oder Früchte auf hohen Bäumen zu ernten.«[12]

Weil im bewegungsfaulen Körper die biochemischen Kreisläufe stocken, ballen sich beispielsweise die Blutfette vermehrt zu Gallensteinen: Trägen Personen wird häufiger als dem Rest der Bevölkerung die Gallenblase entfernt. Und weil im lahmen Leib die Verdauung schleppend abläuft, vergrößert sich die Kontaktzeit mit krebsauslösenden Stoffen aus der Nahrung: Inaktive Menschen haben ein um 50 Prozent erhöhtes Risiko, vom Dickdarmkrebs heimgesucht zu werden.

Die meisten Zivilisationskrankheiten führt Evolutionsmediziner Booth darauf zurück, dass der Stoffwechsel wegen allzu großer Untätigkeit aus dem Ruder läuft. Als Minimalanforderung sehen er und andere Forscher 30 Minuten moderate Bewegung an mindestens fünf Tagen in der Woche an – etwa Walking oder Schwimmen. Als »inaktiv« definieren sie alles, was darunter liegt. »Ohne dieses Mindestmaß an körperlicher Aktivität, die unsere Genome von uns erwarten«, sagt Booth, »ist es wahrscheinlich, dass eine pathologische Genexpression zu chronischen Krankheiten führt.«[13]

Das lässt befürchten: Im Körper eines jeden Menschen, der sich nicht regelmäßig täglich mindestens eine halbe Stunde lang ertüchtigt, herrscht Ausnahmezustand. In den Zellen und Geweben laufen krankmachende Vorgänge ab, und es scheint nur eine Frage der Zeit, ehe sich diese in Beschwerden äußern.

Das alte Konzept körperlicher Aktivität muss den Evolutionsmedizinern zufolge überdacht werden: Bewegung ist keineswegs eine nützliche Zugabe, um die Gesundheit zu verbessern. Vielmehr ist sie die Voraussetzung, die das normale Gedeihen des Menschen erst ermöglicht.

Das gilt von klein auf: Kinder können ihre geistigen Fähigkeiten nur dann richtig entfalten, wenn sie auch ausreichend turnen und toben. Denn Motorik und Kognition entwickeln sich gemeinsam und befruchten einander im Gehirn. Forscher des Bereichs Neuroanatomie der Universität Bielefeld bringen die Lehre daraus auf den Punkt: »Lernen braucht Bewegung.«

Wie man nicht alt aussieht

Mit den neuen Befunden erscheinen auch die vielfältigen Veränderungen des Körpers, die sich mit den Jahren einstellen, in anderem Licht. »Was oft als Alternsvorgang verstanden wird«, erklärt der Sportwissenschaftler Heinz Mechling, »ist in hohem Maße das Resultat von Inaktivität.«[14]

Viel Geld geben die Menschen aus für die Produkte der Anti-Aging-Industrie; doch bisher haben alle Pillen, Hormone, Frischzellspritzen, Vitaminkuren und orthomolekulare Verfahren kläglich versagt. Aber immerhin: Es gibt einen Jungbrunnen, und ein jeder kann davon trinken – er braucht sich nur ein wenig anzustrengen. »Nachweislich«, so der Remscheider Internist und Kardiologe Löllgen, »vermag nur regelmäßige körperliche Aktivität den biologischen Alterungsprozess aufzuhalten.« Aus dem Institut für Sportwissenschaft der Universität Regensburg heißt es ebenfalls: »Sport ist die einzige Möglichkeit, gesund alt zu werden.«

Der Grund: Wir altern nicht chronologisch, sondern biologisch. Wer seine Körperfunktionen erhält, der verzögert oder stoppt den biologischen Alterungsprozess – und zwar viele Lebensjahrzehnte lang. Das ist ein wunderbares Naturgesetz – und wir können es für uns arbeiten lassen.

Gewiss, körperliche Bewegung kann dem Einzelnen nicht garantieren, dass Erkrankungen ausbleiben. Der Amerikaner James Fixx taufte einst den Dauerlauf in »Jogging« um und machte ihn auf der ganzen Welt populär – dann brach der Lauf-Guru, 52 Jahre jung, beim Joggen auf einer einsamen Landstraße leblos zusammen.[15] Der Tod in Turnschuhen ereilte auch den Fitness-Anhänger Noel Carroll aus Irland. Der mehrfache Europameister über die 800-Meter-Strecke hielt sich nach seiner aktiven Karriere weiter fit und von Alkohol und Zigaretten fern – dennoch fiel er eines Tages auf seinem mittäglichen Läufchen durch Dublin tot um: im Alter von 56 Jahren.

Niemand stellt die leichtsinnige Behauptung auf, man könne Krankheiten buchstäblich davonlaufen. Die Norwegerin Grete Waitz hat neunmal den New-York-Marathon gewonnen und erkrankte an einem Krebsleiden.

Jeder kennt das Gefühl: Wann immer eine Krankheit ausbricht, suchen wir nach Erklärungen, nach Gründen, warum es so weit gekommen ist. Dabei haben Ärzte längst

Hinweise dafür gefunden, dass Krankheitsverläufe nicht nur durch Gene und Umwelt, sondern auch durch puren Zufall beeinflusst werden können.[16]

Vor allem gilt aber auch, dass sich die Aussicht auf viele gesunde Jahrzehnte durch ein aktives Leben systematisch erhöhen lässt. Viele epidemiologische Studien verweisen auf ein und denselben Faktor: Tägliche körperliche Aktivität ist verbunden mit einem verringerten Risiko für Herz-Kreislauf-Erkrankungen, Schlaganfall, Gedächtnisschwund, Depression, Typ-2-Diabetes, Fettleibigkeit und verlängert das Leben. Das Risiko für Brust- und Darmkrebs wird ebenfalls gesenkt.

Es besteht kein Zweifel: Könnte man die guten Effekte moderater Bewegung in Form eines Trunks verabreichen, dann würde sich jeder von uns jeden Morgen einen Becher davon genehmigen. Vor einiger Zeit meldeten kanadische Ärzte, das Elixier sei noch stärker und wirkmächtiger als bisher angenommen. Aktuelle Untersuchungen haben eine »sogar noch größere Risikoverringerung für die allgemeine Sterblichkeit sowie für Tod durch Herz- und Gefäßkrankheiten ergeben. Fit oder aktiv zu sein war beispielsweise mit einer Risikoverminderung von mehr als 50 Prozent verknüpft«.[17]

Neunzig Prozent der über 50-Jährigen würden von regelmäßigem Training profitieren – und erfreulicherweise gerade dann, wenn sie es geruhsam angehen. »Es muss nicht immer Joggen sein«, sagt der Remscheider Arzt Herbert Löllgen, der selbst regelmäßig trainiert. »Schon Nordic Walking und schnelles Spazierengehen haben einen nachweisbaren Effekt.«

Überkommener Rat zur Ruhe

Während ein Teil der Ärzteschaft nun eine Ära der »schonungslose Medizin« für geboten hält, begegnen etliche Mediziner der Bewegung noch mit Skepsis, wie die Ärztin Annette Becker mit Befremden zur Kenntnis nimmt. Inzwischen gebe es doch »höchste Evidenz für die Effektivität von Bewegung in der Prävention und Behandlung chronischer Krankheiten beziehungsweise für die Unwirksamkeit oder sogar negativen Folgen von Bettruhe«, sagt die Allgemeinmedizinerin von der Universität Marburg. »Trotzdem raten viele Ärzte ihren Patienten vielfach noch zur Einhaltung von längerer Bettruhe, was – wie in der Behandlung chronischer Schmerzen – die Prognose der Patienten verschlechtern kann.«[18]

In seltener Deutlichkeit kritisierte der Internist und Kardiologe Löllgen diese Missstände. Patienten in den Krankenhäusern würden viel zu oft ins Bett gelegt und »erleiden so durch Inaktivität iatrogene (ärztlich verursachte) Nachteile oder auch Schäden«, warnte er. Beim Hausarzt sehe es leider kaum besser aus, erklärte Löllgen weiter: »Auch im niedergelassenen Bereich wird noch zu oft Ruhe und Schonung verordnet, wo Bewegung und Aktivität vonnöten wäre.«[19]

Der Arzt Rüdiger Reer von der Universität Hamburg findet es ebenfalls »verwunderlich, wie wenig verbreitet das Wissen über diese Zusammenhänge auch in Medizinerkreisen ist«.[20] Aufgrund dieser Unkenntnis werden Patienten – zu jeder gegebenen Zeit mögen es Tausende sein – schlichtweg falsch behandelt. Als Beispiel führt Rüdiger Reer Menschen mit Rückenschmerzen an. Geflissentlich führen Ärzte an ihnen teure Diagnoseverfahren wie Computer- und Kernspintomographie durch. Die ergeben fast immer einen unauffälligen Befund, bringen den Medizinern aber satte Einkünfte. Schließlich werden die Patienten mit Rezepten für Medikamente fortgeschickt. »Die eigentlich notwendige krankengymnastische Bewegungstherapie beziehungsweise Hilfe zur langfristigen Lebensstilveränderung unterbleibt.«

Falsch behandelt werden oftmals auch Bundesbürger, denen Ärzte einen leichten Bluthochdruck attestieren. Die Leute bekommen in aller Regel teure Medikamente verschrieben; an die »Verordnung eines moderaten Ausdauertrainingsprogramms wird in den seltensten Fällen gedacht«.[21]

Den betreffenden Ärzten muss man zugute halten: Sie haben es im Hörsaal noch genau andersherum gelernt. Was heute falsch ist, galt in ihren Studententagen als richtig. Dem Maladen Bettruhe zu verordnen war schon damals eine Maßnahme, die alle Beteiligten zufriedenstellte. Das ganze Denken, die ganze Forschung, der ganze Medizinbetrieb wurden von der Grundüberzeugung geprägt, des Patienten Heil liege in körperlicher Schonung.

Viele Ärzte, die heute große Praxen betreiben oder Abteilungen in Krankenhäusern leiten, haben die Lehrbücher zu einer Zeit gepaukt, in der Herzinfarkt-Patienten noch vier bis sechs Wochen absolute Bettruhe verordnet bekamen. Damit die kranken Menschen stillhielten, wurden manche von ihnen an Armen und Beinen festgewickelt. Einige Mediziner vertraten die Ansicht, unsere Herzen verfügten nur über eine begrenzte Zahl von Schlägen. »Verbrauche diese Schläge, indem du dein Herz durch Bewegung hetzt, und du verkürzest deine Lebensdauer.«[22]

In dem Klassiker *Die Struktur wissenschaftlicher Revolu-*

tionen erklärt der amerikanische Historiker Thomas Kuhn, warum es neue Erkenntnisse in der Wissenschaft immer so schwer haben, die alten Vorstellungen zu verdrängen.[23] Fundamentale Neuerungen werden zunächst unterdrückt, da sie das bisherige Tun der Wissenschaftler untergraben und als falsch oder gar töricht entlarven. Während manche der Gelehrten zu der neuen Lehrmeinung überlaufen, halten die meisten trotzig an der überkommenen Sicht fest. Letztere gehören zur alten Denkschule, die allmählich ausstirbt und eines Tages vergessen sein wird.

Bezogen auf Training und Bewegung ist dieser Wendepunkt noch nicht überschritten; der »Paradigmenwechsel ist im Fluss, konnte jedoch innerhalb dieser kurzen Zeitspanne noch nicht realisiert werden«.[24] Und es gibt Anzeichen dafür, dass der Umbruch noch Zeit brauchen wird. Ein Medizinstudium dauert viele Jahre, doch nur wenige Stunden davon sind der Lehre darüber reserviert, wie regelmäßige Aktivität, Fitness und Gesundheit eigentlich zusammenhängen.

Aber es sind nicht nur medizinische Profis, denen die Heilkraft der Bewegung verborgen bleibt. Es sind auch wir medizinischen Laien, die ihren Segen verkennen. Noch zu den Kindertagen unserer Großeltern war es in den Industriestaaten so, dass die meisten Menschen ihr Lebenspotential niemals ausschöpfen konnten, weil die körperliche Arbeit in Haushalt und Fabrik so hart war. Ihre Enkelkinder bilden in den Industrieländern nun Gesellschaften, die durchweg als sesshaft zu bezeichnen sind. Ihre Mitglieder gehören zur ersten Menschengeneration, die einer gegenläufigen Herausforderung gegenübersteht: Ein Mensch kann auch früh vergreisen und vor der Zeit sterben, wenn er zu wenig Bewegung bekommt.

Kapitel 2
Von den Gefahren, zu Bett zu gehen

Bettruhe ist häufig der erste Schritt einer medizinischen Behandlung. Einige von uns kennen das Ritual aus persönlicher Erfahrung. Kaum ist man in einem Krankenhaus aufgenommen, legt man die Straßenkleider ab, zieht Nachthemd oder Pyjama an und geht ins Bett. Die Bedeutung eines Hospitals spiegelt sich in der Bettenzahl wider. Die Schwere einer Krankheit bemisst sich nach der Zahl der im Bett verbrachten Tage. Und eine Ärztin oder einen Arzt beurteilen wir nach den Manieren am Krankenbett. Ein guter Doktor setzt sich auf die Bettkante und hört zu. Manche Mediziner haben heute keine Zeit mehr dafür.

Eine nur noch selten zu findende Dezenz am Bettrand legt der bärtige Doktor an den Tag, den Pablo Picasso vor mehr als 100 Jahren in seinem Bild »Wissenschaft und Barmherzigkeit« gemalt hat. Mit seiner Linken fühlt der Arzt den Puls seiner Patientin, drängt sich ihr aber nicht auf. Er vertritt die Wissenschaft. Auf der anderen Seite steht eine Ordensschwester. Sie wendet sich der im Bett liegenden, kranken Frau zu – und verkörpert die Barmherzigkeit. Für die Marburger Allgemeinärztin Annette Becker verbildlicht das Werk die Aspekte richtig verstandener Bettruhe.

Schonung bedeute »mehr als nur die medizinisch verstandene Ruhigstellung, sondern auch Fürsorge, Behutsamkeit und Schutz einer durch Krankheit belasteten Person«.[1]

Eine besonders strenge und freilich nicht barmherzige Spielart der Bettruhe hat der Neurologe Silas Weir Mitchell (1829–1914) jenen Frauen und Männern angedeihen lassen, denen er eine Nervenschwäche (»Neurasthenie«) bescheinigte. Die Patienten wurden sechs bis acht Wochen ins Bett gesteckt, und manchen war es während dieser nur quälend langsam verrinnenden Zeit nicht einmal erlaubt, sich ohne fremde Hilfe zu drehen. Eine solche Ruhigstellung erfreute sich alsbald in der ganzen Medizin großer Beliebtheit, zumal für die Behandlung von Menschen, die als krankhaft hysterisch galten. Die im Bett festgehaltenen Seelen durften viele Wochen lang keinen Besuch empfangen und bekamen stets dieselbe Krankenschwester zu Gesicht, die sie massierte und wusch. Die eigenen Hände dafür zu verwenden war den Patienten untersagt. Als Diät wurden ihnen besonders fette Milchprodukte verabreicht. Aus den Krankenlagern des Doktors Mitchell werden bemerkenswerte Genesungen berichtet: Als der Arzt seine Patienten nach wochenlanger Abschirmung bat, sich wieder ganz normal in das Alltagsleben zu integrieren, flohen diese mehr als bereitwillig aus den Betten.

Der Internist Richard Asher (1912–1969), der am Central Middlesex Hospital in England Dienst tat, entdeckte eines Tages auf der Station eine Dame, die bereits 17 Jahre lang im Bett lag. Die einst wegen nervöser Erschöpfung eingewiesene Frau war offenbar vergessen worden, hatte sich aber in das Dasein im Liegen gefügt. »Sie hat diesen bemerkenswerten Winterschlaf ohne großen Schaden überlebt«, berichtete Asher *im British Medical Journal*, »und obwohl sie zunächst entsetzt war, als ich sie zum Aufstehen aufforderte, wurde sie ein völlig anderer Mensch, als sie ambulant betreut wurde.«[2]

Menschen zur Bettruhe zu verdammen war schon immer ein Mittel ärztlicher Macht. Als Hans Castorp im Internationalen Sanatorium Berghof anlangt, erfährt er das am eigenen Leib. »Sie gehen nun erst einmal in die Klappe, Castorp; wir müssen sehen, ob wir Sie durch ein paar Wochen Bettruhe nüchtern kriegen«, weist ihn der Hofrat Behrens in Thomas Manns Roman *Der Zauberberg* zurecht. »Als ob Stillgelegen nicht ein ebenso gutes Kommando wäre wie Stillgestanden!«[3]

Der französische Schriftsteller Jules Romains wiederum erzählt in dem Dreiakter »Knock oder Der Triumph der Medizin« die Geschichte des Landarztes Knock, der ein ganzes Bergdorf in ein Lazarett verwandelt, indem er den Bewohnern absonderliche Leiden andichtet. Seiner ersten Patientin gibt dieser Krankheitserfinder Folgendes auf: »Wenn Sie zu Hause sind, gehen Sie gleich zu Bett. Am besten in einem Zimmer, wo Sie so weit wie möglich ungestört liegen. Schließen Sie die Vorhänge und Jalousien, damit Sie das Licht nicht irritiert. Vermeiden Sie jeden Kontakt.« Eine ganze Woche müsse die Frau so ausharren, gebietet Dr. Knock, dann werde man sehen. »Wenn Sie sich gestärkt fühlen, wenn Kraft und Zuversicht sich wieder eingestellt haben, ist die Krankheit weniger schlimm als befürchtet, und ich werde der Erste sein, der Entwarnung gibt. Wenn Sie allerdings weiterhin allgemeine Müdigkeit und einen schweren Kopf verspüren, wenn Sie Mühe haben aufzustehen, dann sollten wir keine Minute verlieren und mit der Behandlung beginnen.«[4]

Im weiteren Verlauf der Komödie wird die Dame ein Fall

für die Medizin – und die Forschung im echten Leben erklärt, warum das so kommen muss: Schon nach wenigen Tagen im Bett schrumpfen die Muskeln, und im Körper nehmen ungute Prozesse ihren Lauf. Diese Folgen der Schonung können der Gesundheit stärker abträglich sein als jene Beschwerden, derentwegen man ins Bett befohlen wurde. Die Bettruhe ist längst nicht so harmlos, wie der großzügige Umgang damit vermuten lässt.

»Bettruhe – eine potentiell gefährliche Behandlung, die einer vorsichtigeren Bewertung bedarf« überschrieben vor einiger Zeit australische Ärzte ihren Aufsatz im Fachblatt *The Lancet*.[5] Für ihre Übersichtsarbeit haben sie die medizinische Literatur gesichtet und nach Studien gesucht, in denen der Nutzen von Schonung erforscht worden war. Die Analyse von 24 Studien zur Bettruhe nach Operationen ergab: Bei keiner der Eingriffsarten verbesserte sich der Zustand der Patienten deutlich; in acht Fallreihen indessen wurde er *schlechter* – etwa nach Herzkatheter-Eingriffen, Entnahmen von Rückenmarkflüssigkeit per Hohlnadel (Lumbalpunktionen) oder Spinal-Anästhesie.

Es gab 15 Studien, in denen Bettruhe direkt als vermeintliche Therapie gegen eine Erkrankung eingesetzt wurde – hier fiel das Ergebnis noch ernüchternder aus: Richtig besser ging es dadurch keinem Einzigen; aber bei neun Diagnosen waren die Patienten deutlich *schlechter* dran. Das Liegen verschlimmerte die Beschwerden jener Menschen mit akuten Rückenschmerzen, akuter Hepatitis, Schwangerschaftsbluthochdruck, unkompliziertem Herzinfarkt oder Lungentuberkulose. Auch hochschwangeren Frauen bringt Bettruhe demnach keinen Vorteil.

Die Autoren des Übersichtsartikels wundern sich, warum große Teile der Ärzteschaft dennoch unverdrossen am Ritual der Ruhigstellung festhalten. Die von ihm ausgewerteten Bettruhestudien waren schließlich seit längerem veröffentlicht gewesen. »Die Vorstellung von Bettruhe scheint so eingeführt, dass die medizinische Praxis sich schwertut, etwas zu ändern, obwohl sie mit der Wirkungslosigkeit der Maßnahme konfrontiert wird.«

Besonders gravierend sind die Folgen für ältere Patienten, haben Forscher der Yale University (US-Bundesstaat Connecticut) in einer Studie nachgewiesen. Nach vier Wochen im Krankenhaus ist für einen 70 Jahre alten Menschen das Risiko, seine Selbständigkeit zu verlieren, um das Sechzigfache erhöht.[6] Der Zustand vieler Menschen verschlechtert sich im Krankenhaus so stark, dass manche von ihnen von hier aus direkt in ein Altenheim verlegt werden müssen. Angelika Zegelin von der Universität Witten/Herdecke gehört zu den wenigen Forscherinnen, die das Phänomen der Bettlägerigkeit erforschen. Sie hat zwölf Männer und 20 Frauen im Alter von 62 bis 98 Jahren befragt. Diese waren alle bei hellwachem Verstand, aber zum Teil schon seit vier Jahren bettlägerig – wie war es so weit gekommen?

Der Studie zufolge entwickelt sich die Bettlägerigkeit in fünf Stufen.[7] Das Unheil nimmt seinen Lauf in einer oftmals jahrelangen Phase der Instabilität. Die Menschen, eigentlich gesund, bewegen sich kaum – und stellen damit eine Weiche, dass sie dereinst im Altenheim gepflegt werden müssen. Eine Stichprobe unter 50 Bewohnern eines deutschen Altenheims ergab: 75 Prozent von ihnen berichteten, noch nie in ihrem Leben Sport getrieben zu haben.[8]

In aller Regel lässt dann ein plötzlich auftretendes Ereignis einen untätigen Menschen zu einem Bettlägerigen werden. Das kann ein Sturz sein oder auch die bloße Furcht davor, zu fallen. Aber häufig war der bloße Aufenthalt in einem Hospital der entscheidende Auslöser für den körperlichen Niedergang. Mehrere der befragten Frauen und Männer »sind im Krankenhaus einfach im Bett geblieben, schon nach einer Woche waren sie unfähig, aufzustehen«.[9]

Nun sind die betroffenen Menschen in der dritten Phase: in der Immobilität. Inzwischen werden sie zu Hause gepflegt oder bewohnen ein Zimmer in einem Heim. Die meiste Zeit des Tages verbringen sie im Sitzen oder Liegen, sie gehen nur noch wenige Schritte. Jetzt wäre Bewegung genau das Richtige – doch fehlt dafür meist die Zeit. Einer Studie der Universität Paderborn zufolge ist »Bewegungsmangel im Altenheim weit verbreitet«. Von knapp 70 befragten Heimbewohnern bewegten sich 66 Prozent weniger als zwei Stunden in der Woche, ein Drittel war sogar vollkommen inaktiv. Aus Rücksichtnahme auf das gerade an Wochenenden überlastete Pflegepersonal verzichteten manche der älteren Leute darauf, das Bett überhaupt zu verlassen. Umgekehrt glauben Schwestern und Pfleger, ihnen einen Gefallen zu erweisen, wenn sie ihnen »Sonntagsruhe« gönnen.

Jene, die zu Hause gepflegt werden, kommen ebenfalls kaum mehr aus dem Bett. Der Pflegedienst besucht sie zwei- bis dreimal am Tag, bleibt aber jeweils nur 20 bis 30 Minuten. Zwar können die Menschen sich aus dem Bett zu einem Stuhl führen lassen. Jedoch müssten sie dort stundenlang alleine sitzen bleiben, bis die nächste Pflegeschicht kommt. Da lassen sich die Leute lieber gleich wieder ins Bett bringen, hat Angelika Zegelin in den Gesprächen erfahren.

Nunmehr ist die vierte Phase erreicht: die Ortsfixierung. Spätestens jetzt richten sich die Betroffenen darauf ein, dass sie jede Minute an ein und demselben Ort verbringen – mit Ausnahme von Abstechern auf die Toilette vielleicht, wofür sie fremde Hilfe benötigen. Damit einher geht auch ein geistiger Verfall. Anfangs sehen die Leute noch viel fern, was ihnen aber mit der Zeit langweilig wird. Lesen ist oft nicht möglich, weil die Liegeposition ungünstig ist oder die Kraft fehlt, das Buch zu halten. Die wenigen Besucher können die geistige Leere kaum füllen. »Die ereignisarme Welt führte schließlich zu einem Zeitverlust, Monate und Jahre schrumpften zusammen, durch die Fixierung auf den Ort schien die Zeit nicht mehr wichtig zu sein«, berichtet die Pflegewissenschaftlerin Zegelin.

Der Übergang in die fünfte und letzte Phase, die Bettlägerigkeit, ist gleitend. Der Mensch ist nunmehr mit Vorlagen (Windeln) versorgt und wird nie wieder auf die Beine kommen. Der Studie zufolge trugen gut gemeinte Ratschläge und Maßnahmen zum Niedergang bei. Einerseits berichteten die Befragten, wie sie gerade von Ärzten und Pflegern im Krankenhaus zu körperlicher Schonung ermahnt wurden: »Wenn Sie noch einmal stürzen, ist es aus!« Zum anderen verstärkte die Anschaffung von Pflegebetten die körperliche Inaktivität. Diese hatten häufig Gitter und waren durch eingelegte Spezialmatratzen grotesk hoch. Auf Zegelins Frage »Seit wann sind Sie bettlägerig?« antworteten einige Patienten: »Seit ich im Pflegebett liege.«

Im Weltall verkümmert

Die ersten Hinweise, wie wichtig körperliche Bewegung fürs Wohlsein ist, waren eher zufälliger Natur. Während des Zweiten Weltkriegs wurden Krankenbetten und Pflegekräfte knapp. In der Not entließen die Ärzte Verletzte und Kranke früher als bis dahin üblich aus den Spitälern – die

Patienten hatten bessere Heilerfolge und weniger Komplikationen. Nach Kriegsende lebte diese Entdeckung zumindest in US-amerikanischen Militärkrankenhäusern fort. Die Folgen der Bettruhe, hieß es in der Lehre, seien oftmals verheerender als die ursprüngliche Verletzung.[10]

Der zweite Hinweis kam aus der Weltraumforschung. Als sich Menschen für die Reise zum Mond rüsteten, war es wichtig zu verstehen, was sich im Körper verändert, wenn die Astronauten lange Zeit in der Schwerelosigkeit leben und in einer engen Rakete ausharren müssen. Um die Folgen zu ergründen, wurden in einer Studie der US-amerikanischen Weltraumbehörde NASA anno 1966 in einem Krankenhaus in Dallas fünf junge Männer drei Wochen lang ins Bett gesteckt. Sie bekamen eine spezielle Magerkost, damit sie nicht zunahmen, und sie durften sich nicht bewegen. Unter die Dusche ließ man sie in der ganzen Zeit nur ein einziges Mal, auf die Toilette schob man sie im Rollstuhl.

Es waren menschliche Wracks, die sich da nach 21 Tagen schwerfällig aus den Betten erhoben: Das Vermögen, Sauerstoff aufzunehmen, war um 28 Prozent verringert. Als sie auf einem Laufband rennen sollten, sanken zwei der Männer ohnmächtig nieder.

Die Erforschung stillgelegter Körper ist noch nicht abgeschlossen, aber was Mediziner in den vergangenen 50 Jahren an Befunden zusammengetragen haben, erscheint wie ein Niedergang auf breiter Front: Nahezu jedes Organ und jedes Körpergewebe verfällt, wenn man sich allzu lange in den Federn aufhält.

Gelenke und Bindegewebe

Die beweglichen Teile des Körpers – Gelenke, Bänder, Sehnen, Muskeln und Häute – verfügen alle über einen natürlichen Bewegungsbereich, der für das angemessene Funktionieren vonnöten ist. Jede Einschränkung führt zu einer Verkürzung der Teile (Kontraktur). Bereits nach acht Stunden Ruhe werden Kontrakturen bemerkbar, man denke an die Morgensteifheit. Das Strecken nach dem Aufwachen macht diese frühe Anpassungsreaktion an körperliches Nichtstun rückgängig.

Knochen

Die Knochen sind ein Gewebe, in dem immer etwas los ist. In Reaktion auf Reize von außen – das Tragen eines Gewichts oder der Gebrauch eines Muskels – wird es auf-, um- und abgebaut. Kaum liegt ein Mensch stille, verlieren die Knochen Kalzium, was sich nach wenigen Tagen an erhöhten Werten im Urin nachweisen lässt: Einer Studie zufolge werden jede Woche 1,54 Gramm Kalzium abgebaut und ausgeschieden. Dadurch steigt das Risiko für Harnsteine und Kalkablagerungen im Gewebe. Knochen, die nichts zu tun haben, werden brüchig und instabil. Wer drei Wochen im Bett liegt, verdoppelt sein Risiko eines Hüftbruchs – und das gilt die nächsten zehn Jahre lang.[11]

Haut

Die Durchblutung der Haut ist im Liegen gemindert. Wo die Haut ohne darunter liegende Muskel- oder Fettpolster direkt den Knochen überzieht, ist sie starkem Druck ausgesetzt. Durch den ständigen Druck kann die Durchblutung des Gewebes so sehr leiden, dass es zerfällt. Es entstehen Geschwüre, die sich entzünden können.

Muskeln

Ein Muskel ist immer nur so stark, wie er für jene Aufgaben sein muss, die er gewöhnlich zu bewältigen hat. Bei totalem Nichtgebrauch verkümmert er schnell, mit jeder Woche Inaktivität verliert er ungefähr ein Achtel seiner Kraft. Nicht anders ist es, wenn man einen Gips trägt. Die Muskulatur ist nach wenigen Wochen steif und verkleinert. Ein Muskel, der weniger als zwanzig Prozent seiner Maximalkraft ausübt, beginnt ebenfalls zu schrumpfen. Bei absoluter Bettruhe gehen jeden Tag acht Gramm Protein verloren; das Abbauprodukt Stickstoff wird im Harn ausgeschieden. Rückenschmerzen nach langem Liegen entstehen zumeist durch den Nichtgebrauch der Bauchmuskeln und der Muskeln entlang der Wirbelsäule – ein Zusammenhang, der die Behandlung von Rückenschmerzen mit Bettruhe widersinnig erscheinen lässt.

Harnwege

Aus dem Nierenbecken fließt der Harn aufgrund der Schwerkraft ab. Wenn ein Mensch in der Horizontalen verharrt, ist dieser Abfluss gestört, und die Flüssigkeit stockt in den Nierenkelchen – dadurch drohen Nierensteine und Entzündungen.

Lungen

Der Schleim sammelt sich an bestimmten Stellen, wenn ein Mensch lange in Ruhestellung bleibt. Dadurch werden bestimmte Lungenbezirke von der Durchlüftung ausgeschlossen (»Atelektase«). Überdies fällt das Luftholen schwerer, die Zahl tiefer Atemzüge sinkt. Selbst bei gesunden Menschen kann es deshalb zu Atelektasen und Lungenentzündungen kommen, wenn sie sich zu allzu langer Ruhe betten. Embolien und damit bis zur Erstickungsgefahr reichende Atemnot werden ebenfalls begünstigt.

Herz-Kreislauf-System

Wie jeder andere Muskel, so schrumpft auch das Herz, wenn es nicht gefordert wird. Die eingangs erwähnte NASA-Studie ergab nach drei Wochen Bettruhe folgenden Befund: Das Schlagvolumen des Herzens sinkt um 25 Prozent; das Organ selbst verkleinert sich um elf Prozent. Hinzu kommt die erhöhte Wahrscheinlichkeit für Embolien, wenn das Blut nicht wie gewohnt strömen kann. In den Gefäßen kann ein Blutgerinnsel (»Embolus«) entstehen und einen schnellen Tod bringen.

Fortpflanzung

Körperliche Inaktivität führt zu einer Verringerung der Testosteron-Produktion. Überdies reifen in den Hoden weniger Samenfäden heran. Bei Mann und Frau erlahmt das Interesse an sexueller Aktivität. Fettleibige Frauen leiden verstärkt unter Problemen beim Liebesspiel, beispielsweise sind die Erregbarkeit, die Fähigkeit, einen Höhepunkt zu haben, und die sexuelle Befriedigung einge-schränkt.[12]

Verdauung

Je träger ein Mensch ist, desto schlechter arbeiten auch die peristaltischen Kräfte, die den Speisebrei mit Muskelkon-traktionen durch den Darm hindurchdrücken – das führt zu Verdauungsproblemen und Verstopfungen.

Psyche und Wahrnehmung

Als im Auftrag der NASA junge gesunde Männer einmal so-gar fünf Wochen lang im Bett gehalten wurden, tat ihnen das gar nicht gut. Sie litten unter Schlafstörungen, waren ängstlicher und missmutiger als zuvor und auch feindseli-ger. Überdies gibt es Hinweise darauf, dass körperliche Un-tätigkeit die Sinne beeinträchtigt. Die Fähigkeiten zu hören, zu sehen und zu schmecken werden demnach schlechter.[13]

Eine weitere psychische Langzeitwirkung kann man in Krankenhäusern beobachten. Manche Patienten werfen jeg-liche Eigenverantwortung über Bord und schlüpfen in die Rolle des Kranken. Sie begegnen Pflegern und Ärzten un-terwürfig und machen jede Krankenhausroutine mit. Was sie essen, wann sie schlafen und Besuch empfangen – all das wird fremdbestimmt. Die fehlende Anregung führt zur Gewöhnung und zur seelischen Abstumpfung. Das lange ruhige Liegen bewirkt einen Verlust des Oberflächen- und Körpergefühls, sagt Angelika Zegelin vom Institut für Pfle-gewissenschaften der Universität Witten/Herdecke. »Auch höhere Denkleistungen erfahren einen Niedergang durch die Ruhigstellung.« Bereits die Aufnahme auf eine Klinik-

Station bedeutet demnach einen Einbruch der kognitiven Leistungen – die »Talfahrt des IQ im Krankenhaus«.[14]

Nach der Entlassung aus dem Spital ist die Rückkehr ins normale Leben nicht leicht: Der Arzt Paul Corcoran stellte fest: »Kein Wunder, dass es vielen Patienten nach längerer Bettruhe schwerfällt, wieder unabhängig Dinge zu regeln und Entscheidungen zu treffen.«[15]

Schmerzempfinden

Dauerhafte Schmerzen treten nach neurologischen Verletzungen häufiger auf, wenn die verletzten Gliedmaßen oder der ganze Patient immobilisiert werden. Erkrankungen, die dem Formenkreis des Muskelrheumatismus und der Fibromyalgie zugeschrieben werden, hängen mit körperlicher Inaktivität zusammen. Episoden von chronischen Schmerzen beginnen meistens in Phasen mangelnder Bewegung, in denen der Körper abbaut (Dekonditionierung).

Annette Becker von der Universitätsklinik in Marburg warnt vor einem Teufelskreis: »Die Patienten empfinden Schmerzen und schonen sich. Die Schonung bringt zwar anfangs eine Linderung der Schmerzen, führt langfristig aber zur Dekonditionierung, die wiederum Schmerzen verstärkt. Die Zunahme der Schmerzen verstärkt das Bedürfnis nach mehr Schonung. Die Schonung wird zum Grund des Krankseins, das Kranksein zum Grund des Schonens. Eine Chronifizierung der Schmerzen droht.«[16]

Vergreisen durch Nichtgebrauch

Der Verfall, wie er einen Menschen im Lauf einer mehrwöchigen Bettruhe erfasst, spielt sich gegenwärtig in weiten

Kreisen der Bevölkerung ab – allerdings verteilt auf viele Jahre. Im Mittelabschnitt ihres Lebens, so um das vierzigste Jahr, rutschen etliche Bürger in einen passiven Lebensstil. Je mehr sie sitzen, desto schneller schrumpfen ihre Muskeln und werden durch Fett ersetzt.

»Sarkopenie« (nach dem griechischen »sarx« für Fleisch und »penia« für Mangel) hat der Arzt und Bewegungsforscher Irwin Rosenberg von der Tufts University in Boston das Phänomen 1988 auf einer Konferenz getauft. Sarkopenie äußert sich in einem langsamen Gehtempo, verringerter Greifkraft, erhöhter Sturzrate, Inkontinenz und nachlassender Knochenstärke. »Dieser heimtückische Niedergang der Körperstrukturen und der allmähliche Verlust der Leistungsfähigkeit«, sagt Rosenberg, »wird dann zur willkommenen Entschuldigung dafür, den Zustand der Unbeweglichkeit beizubehalten.« Sarkopenie-Opfer fänden es sogar normal, dass sie kaum mehr Kraft besäßen. Das sei, so ihre Erklärung, nun einmal eine natürliche Folge des Altwerdens.

Welch ein Irrtum! In Wahrheit geht der Niedergang der Leiblichkeit auf den jahrelangen Nicht- oder Minimalgebrauch der Muskeln zurück. Dieser physiologische Verfall über viele Jahre ähnelt jenem rasanten Verkümmern, das bereits nach wenigen Tagen absoluter Bettruhe einsetzt, in einem erstaunlichen Ausmaß. So ist beiden Verläufen eine verminderte maximale Sauerstoffaufnahme gemein. Ebenso ist das Schlagvolumen des Herzens verringert und der Blutdruck erhöht. Die Konzentration der roten Blutkörperchen sinkt und jene der Blutfette steigt; die Blutgerinnung zum Schutz nach Wunden verschlechtert sich. In beiden Verläufen verändern sich ferner der Körper und der Stoffwechsel auf ganz ähnliche Art und Weise: Der Fettanteil steigt auf Kosten der Muskulatur; Kalzium geht verloren; die Dicke der äußeren Knochensubstanz nimmt ab; die Fähigkeit zur Blutzucker-Verwertung ist beeinträchtigt; die durchschnittliche Körpertemperatur sinkt; der Spiegel männlicher Geschlechtshormone fällt; die Produktion von Spermien ist gedrosselt; die Libido nimmt ab.

Und in beiden Verläufen schwindet die Zahl von Botenstoffen wie Dopamin und Serotonin im Gehirn sowie die Zahl der Myosin- und Actinfasern in den Muskeln. Das Gehör wird schlechter und ebenso der Schlaf. Das Gedächtnis lässt nach, und der Geschmacksnerv wird unempfindlicher.

All diese Veränderungen stellen sich im Lauf der Jahre ein. Aber nicht durch den Prozess der Alterung – sondern durch den ständigen Nichtgebrauch des Körpers während dieser Jahre. Den Beweis für diesen Zusammenhang kann jeder Mensch am eigenen Leib führen. Die vielfältigen Abbauprozesse werden verzögert oder gar umgekehrt, sobald er den Körper wieder in Gang setzt. Selbst verkümmerte Zellen, Organe und Gewebe lassen sich nicht unterkriegen. Auf Bewegungsreize reagieren sie mit Erneuerung, und das in jedem Alter.

Kapitel 3
Wir schonen uns zu Tode

Leibesübungen verheißen genau das, wonach das Volk lechzt: körperliche und geistige Fitness. Nach jedem Jahreswechsel strömen reuige Bewegungsmuffel, ihren guten Vorsätzen getreu, zu Tausenden in die Fitnessstudios. Und doch: Bei der Verwirklichung des Traumes täuschen sich viele selbst. Zwar behaupten 60 Prozent der erwachsenen Bundesbürger in Befragungen, sie seien sportlich aktiv. In Wahrheit jedoch erreichen nur 15 bis 20 Prozent der Bevölkerung ab dem 40. Lebensjahr jene Dosis an Bewegung, die der Gesundheit hilft.[1]

Der Bundes-Gesundheitssurvey offenbarte: Etwa 65 Prozent der 50- bis 59-jährigen Frauen und 60 Prozent der Männer desselben Alters sind kaum mehr in der Lage, die Treppe drei Stockwerke hochzugehen. Von den 30- bis 59-jährigen Frauen und Männern treiben mehr als die Hälfte überhaupt keinen Sport. Mehr als 65 Prozent der über 40 Jahre alten Männer sowie mehr als 70 Prozent der Frauen dieser Altersgruppe gelten als inaktiv.[2]

Dabei haben schon Denker der Antike erkannt, wie abträglich das Nichtstun fürs Befinden ist. Plato bezeichnete die Heilkunde und die Gymnastik als Schwesterkünste. Von den Ärzten erwähnt Hippokrates (460 bis 375 v. Chr.) die Gymnastik des Öfteren und lobt den präventiven Wert von Spaziergengehen, Reiten, Laufen, Fingerkampf und Ringen. Jahrhunderte später sagte der Dichter und Schriftsteller Johann Gottfried Herder (1744–1803) über den Wert der Bewegung: »Unseren vielorganischen Körper mit all seinen Sinnen und Gliedern empfingen wir zum Gebrauch, zur Übung. Ohne diesen stocken unsere Lebenssäfte, unsere Organe werden matt; der Körper, ein lebendiger Leichnam, stirbt lange vorher, ehe er stirbt. Er verwest eines langsamen, elenden, unnatürlichen Todes.«[3]

So eindrücklich die Worte des Dichters waren, im Grunde wiederholten sie bloß, was der einfache Mann und die einfache Frau bereits ahnten: dass nämlich der widernatürliche Mangel an Bewegung die Organe verkümmern lässt. Wer rastet, der rostet; Müßiggang ist aller Laster Anfang; aber: sich regen bringt Segen – diese Sprichwörter werden seit Generationen überliefert.

Es ist nur so, dass diese Weisheiten gerade nicht weiter beherzigt werden. Das Volk, zumindest gewichtige Teile davon, schert sich kaum mehr, was ihm der Volksmund zu sagen hat. Nach dem Zweiten Weltkrieg und nach den Entbehrungen des Wiederaufbaus hat sich in den Gesellschaften der westlichen Welt eine Daseinsform breitgemacht, die es bis dahin in menschlichen Kulturen nicht gab: die Sedentarität – sesshafte Lebensweise und körperliche Inaktivität.

Viele Bürger der wohlhabenden Nationen haben sich in den vergangenen Jahrzehnten von körperlicher Ertüchtigung abgewandt, als wäre selbige eine Krankheit wie die Pest. In deutschen Kurorten standen nach dem Zweiten Weltkrieg zumeist passive Maßnahmen wie Massagen, Packungen, Trinkkuren und Bäder auf der Tagesordnung. Die öffentliche Meinung durchlief in den 50er und 60er Jahren des vorigen Jahrhunderts einen Wandel, der aus den Werken des Arztes und Autors Peter Steincrohn spricht. Im Erbauungsbuch *Wie man faul, gesund und fit wird* befindet der Doktor: »Bewegung ist unnütz und kann ausgesprochen gefährlich sein.«[4]

Außerhalb des Buches sah die Welt etwas anders aus. Was die allgemeine Abkehr von auch nur moderater Bewegung für Folgen hatte, ließ sich damals in kaum einem Land der Erde besser ablesen als in Westdeutschland. Aufgrund des Wirtschaftswunders wurde weiten Teilen der Bevölkerung binnen kürzester Zeit eine Lebensweise beschert, die von Sitzen und Liegen geprägt war. Von der Währungsreform 1948 an stieg die Zahl der tödlichen Herzinfarkte Jahr für Jahr. Die Zahl aller Todesfälle durch Herz-Kreislauf-Erkrankungen nahm innerhalb von zwei Jahren von 80 000 auf 183 000 zu.

Dass die allgemeine Hinwendung zur Trägheit hinter dieser Epidemie steckte, konnten sich viele Mediziner zunächst gar nicht vorstellen. Wie der große Rest der Bevölkerung waren auch sie schnell bei der Ansicht angelangt, Bewegungsmangel sei so etwas wie der Normalzustand. Die Medizinprofessoren Hans Kraus und Wilhelm Raab schrieben damals:

Es sei so weit, dass »wir Ärzte als normal akzeptieren, was noch vor einem Jahrhundert als unterhalb normal, abnorm oder gar krank angesehen worden wäre. Höflich akzeptieren wir die Tatsache, dass Männer und Frauen mit Ende dreißig nicht rennen können, dass sie übergewichtig sind, dass sie ›auf ihre Herzen aufpassen‹ müssen, dass sie Diäten benötigen und dass sie ein ganzes Sortiment von kleineren oder größeren orthopädischen Beschwerden haben. Wir beobachten gelassen, dass sie unter nervöser Anspannung stehen und dass sich diese Anspannung auf ihre Körper überträgt. Ebenso gleichmütig bleiben wir angesichts der Tatsache, dass aus Babyspeck ›Teenager-Fett‹ wird, das sich schließlich als Erwachsenenspeck niederlässt. Auf der anderen Seite halten wir Menschen, deren körperliche Aktivitäten jenen früherer Generationen oder jenen in weniger industrialisierten Ländern ähneln, für übernatürlich oder außergewöhnlich. Wir empfinden den niedrigen Puls eines Athleten als etwas Außerordentliches. Wir sprachen über Sportlerherzen, als seien diese krankhaft, bis bewiesen wurde, dass diese Herzen in den meisten Fällen bloß außergewöhnlich stark sind. Wir sind überrascht von der vergleichsweise niedrigen Muskelspannung, der spontanen Gewichtskontrolle, der besseren Muskelkraft und -beweglichkeit, der größeren Atemkapazität und höheren Ausgeruhtheit der gut trainierten, aber nicht übertrainierten Sportler. Und wir selbst pflegen gemütlich unseren eigenen sesshaften Lebensstil, nachdem wir solche Leute für außergewöhnlich erklärt haben, was sie in der Tat sind.«

Die vorstehenden Zeilen entstammen einem 1961 erschienenen Buch, das einen ganz neuen Typus von Krankheiten ins Bewusstsein der Menschen rufen wollte: die Hypokinetosen oder Bewegungsmangelkrankheiten.[5] Der Kölner Sportmediziner Wildor Hollmann erkannte seinerzeit als einer der Ersten: die sich ausbreitende Automatisierung und die damit einhergehende Bewegungsarmut waren der Grund für die Herzinfarktepidemie im Nachkriegsdeutschland. Es war die Zeit, in der Begriffe wie »Wohlstandsbauch«, »Faulenzerherz« oder »Inaktivitätsatrophie« Eingang in den Jargon der Ärzte fanden. Studien wurden aufgelegt, in denen der Einfluss körperlicher Arbeit auf das

Herzinfarktrisiko untersucht wurde. Und siehe da: Die geringste Mortalität ergab sich für die Berufe, die mit körperlicher Schwerarbeit verbunden waren. Unter Büroarbeitern war die Häufigkeit, den Herztod zu sterben, drei- bis viermal so hoch. Das Ergebnis der Forschung kam 1967 einer Sensation gleich: »Nicht harte körperliche Arbeit schädigt die Koronarien und das Herz – sondern der Mangel an körperlicher Arbeit.«[6]

Ähnlich gravierend, so erkannte die Forschung weiter, war der Einfluss der Inaktivität auf den Schlaf des Menschen. Sie bringe die Leistungsfähigkeit des vegetativen Systems durcheinander und mache »Schlaf- und Verdauungsstörungen mit zu den häufigsten Beschwerden des zivilisierten Menschen unserer Zeit«, hielt Harald Mellerowicz vom Institut für Leistungsmedizin in Berlin fest. Mit einer Mischung aus Zynismus und Ingrimm warnte der Professor: »Die Rumpfmuskulatur wird unfähig, ihre natürlichen Haltefunktionen zu erfüllen. Es entwickeln sich Haltungsschwächen, Haltungsfehler und Fehlentwicklungen der Wirbelsäule und des Brustkorbs, die nicht ohne Rückwirkungen auf den Kreislauf und Atemapparat bleiben. Diese Haltungsfehler sind nicht nur unschön, sondern sie lösen eine ganze Kette von weiteren Entwicklungs-, Gesundheits- und Leistungsstörungen aus. Es kommt zu Fehlentwicklungen des Thorax, der Lungen, der Kreislauforgane und des Beckens. Infolge der Fehlbelastung treten Abnutzungs- und Aufbrauchserscheinungen besonders an den Wirbelgelenken früher auf. Sie können die Erwerbsfähigkeit vermindern und zu Frühinvalidität führen.«[7]

Die harschen Worte, niedergeschrieben vor einigen Jahrzehnten, sind verpufft. Den aktuellen Krankenstatistiken lässt sich entnehmen, dass Bewegungsmangelkrankheiten und ihre Frühsymptome einen großen Prozentsatz des Krankenguts der Kliniken und der praktischen Ärzte ausmachen. Keine Generation hat sich je so wenig bewegt wie jene der jetzt lebenden Menschen. Die Experten der Weltgesundheitsorganisation WHO in Genf stufen 60 Prozent der Weltbevölkerung als bewegungsfaul ein. 41 Prozent würden sich nicht einmal zwei Stunden pro Woche moderat bewegen; 17 Prozent seien nachgerade in körperlicher Inaktivität erstarrt. Jedes Jahr stürben deshalb zwei Millionen Menschen eines frühen Todes, etwa an Brustkrebs, Zuckerkrankheit (Typ-2-Diabetes) oder Herz-Kreislauf-Erkrankungen. Allein in den USA verursache das Herumtherapieren an trägen und tatenlosen Bürgern jedes Jahr Kosten in Höhe von 75 Milliarden Dollar.[8]

Die Menschen haben keine bewusste Wahl getroffen, faul zu sein. Verantwortlich für den Stillstand sind vielmehr Verlockungen der modernen Zeit, die sich allerorten aufgetan haben. Als in den 50er Jahren der Fernseher Einzug in die Haushalte hielt, änderte sich schlagartig das Freizeitverhalten ganzer Gesellschaften. Die körperlichen Anforderungen, die wir in Arbeit, Haushalt und Freizeit zu bewältigen haben, sind immerfort geschrumpft, bis hin zur »Nichtexistenz in industrialisierten und urbanisierten Gesellschaften«, so William Haskell von der Stanford University in Kalifornien.[9] Seiner Ansicht nach gibt es ein Mindestmaß an Aktivität, das zu erfüllen nötig ist, um ein zufriedenes und wirkungsvolles Mitglied der Gesellschaft zu sein.

Das betrifft zunehmend die Kinder. Unter ihnen breitet sich eine große Bewegungsarmut aus, weil sich ihre Bewegungswelten ändern. Sie spielen nicht mehr auf der Straße, sondern leben in einer verinselten Umwelt, in der sie sich nicht mehr frei bewegen können. Vielen älteren Menschen war es in der Kindheit noch selbstverständlich, aus eigener Kraft, zu Fuß oder mit dem Fahrrad, in die Schule zu gelangen. Heute dagegen verteilen Grundschulleiter und Elternbeiräte Flugblätter, in denen sie die Väter und Mütter ermahnen, den Nachwuchs nicht mit dem Auto bis vors Schultor zu karren.

Wie auch immer sich das verwöhnte Kind in die Lehranstalt begibt, dort wird es, statistisch gesehen, körperlich immer weniger gefordert. Je nach Region fällt bis zu einem Drittel der Sportstunden aus, weil Lehrer fehlen oder krank sind. In den Pausen hat das Smartphone die Rolle übernommen, die einst der Fußball innehatte. Die trägen Vertreter der Generation XXL verleben eine Indoor-Jugend. Sie gehen lieber online als zu Fuß. Zehn Jahre alte Kinder gestalten ihre eigene Homepage – zur gleichen Zeit fällt es ihnen schwer, zu springen, zu klettern oder etwa Ball zu spielen.[10]

Die Verschlechterung von Kondition und Koordination wird von Sportlehrern bezeugt, und man kann sie in den Ergebnislisten der Bundesjugendspiele nachlesen. Die Forscher Johannes Hebebrand und Klaus Bös haben 54 Studien ausgewertet und kommen zu dem Schluss, dass sich die motorische Leistungsfähigkeit in Deutschland lebender Kinder in den vergangenen Jahren um zehn Prozent verringert hat. Als 1976 in Heidelberg zehn Jahre alte Schüler zu einem Sechs-Minuten-Lauf aufbrachen, kamen sie im Durchschnitt 1024 Meter weit. Als 20 Jahre später in Regensburg und in Frankfurt genauso alte Jungen den Lauf unternahmen, schafften sie es im Durchschnitt nur 876 Meter weit. In anderen Studien führten Grundschulkinder Tagebuch darüber, wie sie den Tag verbringen. Das Ergebnis zeigte Folgendes. Liegen: neun Stunden; Sitzen: neun Stunden; Stehen: fünf Stunden; Bewegung: eine Stunde.[11] Die Abschaffung der Bewegung beschränkt sich nicht auf junge Städter. Aus dem Schwarzwald berichtet der niedergelassene Allgemeinarzt Wilhelm Niebling: »Viele Kinder hier können tatsächlich nicht mehr rückwärts balancieren.«

»Das Klicken mit der Maustaste stärkt vielleicht die Muskulatur des rechten Zeigefingers, wird aber auf absehbare Zeit keine olympische Disziplin« – mit diesen Worten versuchte der damalige Bundespräsident Johannes Rau die deutsche Jugend zu mehr körperlicher Ertüchtigung zu ermuntern. Zur gleichen Zeit erforschten Anthropologen den Fernsehkonsum junger Menschen in den USA und vermeldeten: Kinder zwischen acht und 18 Jahren verbrachten jeden Tag im Durchschnitt vier Stunden vor der Mattscheibe.

Berücksichtigt man Computerspiele und alle weiteren sitzenden Tätigkeiten, dann sind es jeden Tag fünf Stunden und 20 Minuten – schon allein aus Zeitgründen bleibt da kaum noch Zeit zum Spielen im Freien.

Das Aufkommen neuer Kommunikationstechniken hat dazu geführt, dass die Menschen auch in der Arbeitswelt immer weniger Energie verbrauchen, oftmals auf eine subtile Art und Weise. Während das weitgehende Verschwinden harter Arbeit aus der Berufswelt eine Zäsur darstellte, stehlen die digitalen Techniken unsere Bewegung, ohne dass wir es merken. Dank Smartphone, Internet, Fax und E-Mail entfällt zunehmend die Notwendigkeit, persönlich am Arbeitsplatz zu erscheinen, immer häufiger arbeitet man von zu Hause aus.

Bequemt man sich dennoch ins Büro, besteht dank allgemeiner Vernetzung kein Anlass mehr, den eigenen Schreibtisch zu verlassen. Per E-Mail oder Telefon kann man mit allen im Haus kommunizieren. Das Erstellen, Vervielfältigen und Versenden von Schriftstücken lässt sich elektronisch direkt vom Bürostuhl aus bewerkstelligen. Die automatische Wahlwiederholung des Telefons verringert sogar den Energieaufwand fürs Tippen der Nummern.

Über einen Zeitraum von Tagen oder Wochen betrachtet, scheinen die Folgen für die Gesundheit unerheblich zu sein. Doch über Monate und Jahre hinweg, so der kalifornische Bewegungsforscher William Haskell, machen diese kleinen Verringerungen des Energieverbrauchs den Braten im Wortsinn fett.

Haskell hat das am Beispiel eines 60 bis 70 Kilogramm schweren Beamten ausgerechnet.[12] Stellen wir uns vor, der Mann habe die Wahl: Entweder er druckt seine Schriftstücke aus und bringt sie dem betreffenden Kollegen persönlich vorbei. Dazu muss er sich jede Stunde einmal erheben und insgesamt zwei Minuten langsam gehen. Oder er sitzt die ganze Zeit vor dem Computer und verschickt alles per E-Mail. Die letztere Variante würde den Energieverbrauch in einem Jahr um einen Brennwert verringern, der 500 Gramm Fett entspricht. Damit führt das E-Mailen zu einer schleichenden Fettleibigkeit: Nach zehn Jahren hat der Beamte fünf Kilogramm mehr auf den Rippen.

Fatalerweise ist vielen Menschen in den westlichen Gesellschaften nicht bewusst, dass es ihnen gar nicht anders ergeht als dem Beamten. Den unmerklichen Niedergang der Körperstrukturen und den allmählichen Verlust der Leistungsfähigkeit sehen viele mit der Zeit sogar als willkommene Entschuldigung dafür, den Zustand der Unbeweglichkeit beizubehalten.

Wie die Verringerung des Energieverbrauchs die Konstitution der Arbeitnehmer verändert hat, wurde wissenschaftlich kaum dokumentiert. Gleichwohl spüren viele Menschen, dass ihr Job eine Fettfalle sein kann. Den Stress und die Belastung im Büro, das ergibt sich aus Umfragen, sehen viele als Grund fürs eigene Dickwerden.[13] Forscher haben verglichen, was Büroangestellte sowie Jäger und Sammler an Kalorien verbrauchen. In den 70er Jahren haben sie dazu Daten von Machiguenga-Indianern in Peru erhoben, die damals noch ursprünglich lebten. Ein Indianer verbrennt demnach jeden Tag 60 Kilokalorien pro Kilogramm Körpergewicht – bei einem US-Bürger mit sitzender Tätigkeit liegt der Vergleichswert bei nur 32. Beachtlich ist auch der Unterschied bei Frauen. Während eine Machiguenga-Indianerin jeden Tag 45 Kilokalorien pro Kilogramm Körpergewicht umsetzt, verbraucht eine im Sitzen arbeitende US-Amerikanerin 25. Generell geben Forscher folgende Formel aus: In der modernen Welt hat sich der Kalorienverbrauch um rund 40 Prozent verringert.[14]

Die augenfälligste Folge ist die sich auf dem ganzen Globus ausbreitende Fettleibigkeit. Nicht nur in reichen Staaten wie Deutschland, USA, Kuwait oder Australien ist sie auf dem Vormarsch. Auch in den wohlhabenden Schichten ärmerer Länder wie Thailand ist sie nicht zu übersehen. Inzwischen leben auf unserem Planeten mehr dicke Menschen als dünne. Indes: Eine unstrittige Grenze, wie viel Fett eigentlich als krankhaft bezeichnet werden muss, gibt es nicht. Allenfalls eine Richtschnur liefert der so genannte Body-Mass-Index (BMI). Er errechnet sich nach der Formel: Gewicht (in Kilogramm) durch das Quadrat der Körpergröße (in Metern). Wer einen Wert zwischen 25 und 30 hat, der ist nach den Kriterien der WHO übergewichtig. Wer einen BMI von 30 oder mehr hat, der gilt als fettleibig oder, medizinisch vornehm ausgedrückt, als adipös.

Es lässt sich trefflich darüber streiten, ob die Definitionen der WHO zu streng sind oder nicht. Aber dass sich die Übergewichtigkeit ausbreitet, kann wohl nicht in Abrede gestellt werden. Männliche US-Bürger waren 1970 durchschnittlich 8,7 Kilogramm schwerer als Männer gleichen Alters und gleicher Größe, die man 1863 gewogen hatte.[15] Die schulärztliche Eingangsuntersuchung in Hamburg hat vor einiger Zeit ergeben, dass 12,1 Prozent der Jungen und 11,5 Prozent der Mädchen Übergewicht haben – 30 Jahre zuvor traf das nur auf vier Prozent der Hamburger Schüler zu.[16] Beispiel Bundeswehr: Der Anteil der Wehrpflichtigen über 90 Kilogramm hat sich binnen 40 Jahren versechsfacht. Beispiel Britische Armee: Neuerdings genügt nur noch ein Drittel der 16-Jährigen den Gewichtsvorgaben, zwei Drittel sind zu schwer. Anfang 2006 hat die Armeeführung reagiert und die Aufnahmebedingungen gelockert. Seither können auch Männer mit einem BMI von bis zu 32 Soldat werden. Die alte Grenze lag bei 28.

Das Gewicht eines jeden Menschen wird durch seine Energiebilanz bestimmt. Wie die Energie in den Körper kommt, ist einfach: Die Kalorienaufnahme hängt davon ab, wie viel Nahrung er zu sich nimmt und woraus diese besteht. Der Verbrauch der Kalorien dagegen ist vielschichtiger und unterliegt vier Faktoren. Erstens wird eine bestimmte Zahl von Kalorien benötigt, um die Lebensvorgänge in Zellen, Geweben und Organen zu erhalten. Zweitens braucht es Energie für die Verdauung der Nahrung. Drittens werden Kalorien verbrannt, um die Körpertemperatur aufrechtzuerhalten. Viertens schließlich wird Energie für die Bewegung des Körpers benötigt. Die drei ersten Faktoren sind weitgehend fixiert. Bleibt Punkt vier – es ist der Gebrauch der Muskeln, mit dem ein jeder von uns die Energiebilanz beeinflussen kann.

Wer sich regt, verbraucht Energie; und wer mehr Energie verbraucht, als er zu sich nimmt, der verliert unweigerlich Gewicht. Für viele Mitglieder der sesshaften Gesellschaften trifft der umgekehrte Fall zu: Die Verringerung der körperlichen Aktivität führt zu einem Überschuss an Energie, der unweigerlich als Fett abgelagert wird. Angenommen, ein 70 Kilogramm schwerer Mann, der jeden Morgen stets einen Kilometer weit geht, würde diese Morgenrunde fortan ausfallen lassen, aber genauso viel essen wie immer. Nach nur einem Jahr wird er mehr als zwei Kilogramm Fett zusätzlich am Leib haben.[17]

Das kann Formen annehmen, die es so in der Steinzeit nicht gegeben hat. Der Schüler Paul aus Nordrhein-Westfalen beispielsweise hat in den ersten 15 Jahren seines Lebens jeden Monat durchschnittlich 820 Gramm an Körpergewicht zugelegt. Als ich ihn in einem Rehazentrum traf, war er 1,77 Meter groß und wog 157,6 Kilogramm – mehr als die Hälfte seines Körpers bestand aus Fett.[18] In der Biologie ist eine solche Konstellation selten. Die Pfuhlschnepfe schlägt sich im Sommer an der Küste Alaskas den Bauch mit Muscheln voll, bis Speck 55 Prozent des gesamten Körpergewichts ausmacht. Dann aber tritt der tapfere Zugvogel eine Reise an, die ihn 11 000 Kilometer über den Pazifischen Ozean hinweg bis nach Neuseeland führt. Sein Fett dient ihm als Treibstofftank, und er bewältigt die Strecke nonstop in vier bis fünf Tagen.

Menschen mit gewaltigen Fettpanzern dagegen werden kränklich und können sich am Ende gar nicht mehr bewegen. Den Drei-Zentner-Menschen Paul etwa plagten Beschwerden, für die er mit seinen 15 Jahren noch viel zu jung war: Der Schüler hatte eine Fettleber und einen dermaßen hohen Blutdruck, dass er häufig aus der Nase blutete. In seinem Körper zirkulierten zu viele Harnsäuremoleküle – Vorboten einer Gicht. Fettgewebe schnürte Pauls Hals ein, so dass er beim Schlafen nicht mehr richtig Luft holen konnte – die Atmung setzte zeitweilig aus. Seine Füße waren immensem Druck ausgesetzt, er hatte deshalb ausgeprägte Plattfüße. Seine Schuhgröße war zwei bis drei Nummern größer, als sie bei Normalgewicht wäre.

Vor einiger Zeit musste die Hamburger Feuerwehr ausrücken und eine Frau mit einem Kran aus ihrer Wohnung im dritten Stock hieven. Sie war 250 Kilogramm schwer und musste wegen eines Zuckerschocks ins Krankenhaus. In Düsseldorf hat die Feuerwehr für solche Fälle Rettungswagen angeschafft mit besonders stabiler Trage und hydraulischer Hebebühne.

In amerikanischen Freizeitparks, etwa Sea World in San Diego, gehört es inzwischen zum Alltag, dass einige der Besucher zu dick sind, um den Park aus eigener Kraft zu durchschreiten. Sie parken auf den Behindertenparkplätzen, die besonders nahe zum Eingang liegen. Ist der kurze Weg zum Kassenhäuschen geschafft, stehen Elektrofahrzeuge bereit, wie sie die Firma Afikim Electric Mobilizers fertigt. Ursprünglich waren die Vehikel für zwei bis drei gehbehinderte Greise konzipiert. Seit einiger Zeit werden die Fahrzeuge für eine gewichtigere Klientel umgerüstet. Der Rahmen ist verstärkt; die Sitze wurden durch einen einzigen Schalensitz ersetzt: für Fahrer, die an die 250 Kilogramm wiegen können.[19]

Fluggesellschaften wiederum registrieren einen höheren Treibstoffverbrauch, weil das Durchschnittsgewicht der Passagiere in den letzten Jahren gestiegen ist. Überdies bekommen sie es mit Kunden zu tun, die zwei Sitze brauchen, aber nur einen bezahlen wollen. Auf einem Flug von England nach Kalifornien erlitt eine junge Frau innere Blutungen, weil sie von einer fettleibigen Sitznachbarin eingequetscht wurde. Als die verletzte Frau mit Klage drohte, fand die Fluggesellschaft sie mit 13 000 Pfund Sterling ab.

Die Ausbreitung des Übergewichts und der Fettleibigkeit auf der ganzen Welt führen viele Wissenschaftler darauf zurück, dass die Betroffenen zu viel essen. Doch in den USA blieb die durchschnittliche Kalorienaufnahme von 1909 bis 1970 konstant und scheint in der Folgezeit sogar leicht gesunken zu sein. Dennoch haben die US-Bürger im Durchschnitt an Gewicht zugelegt – weil sie immer weniger Energie durch körperliche Bewegung verbrennen.[20]

Wie hoch der Kalorienverbrauch für den Muskeleinsatz vor einigen Jahrhunderten, also vor der industriellen Revolution, war, ist nicht weiter bekannt. Was allerdings Jäger und Sammler angeht, liegen die Schätzungen bei 1000 Kilokalorien pro Tag allein für die körperliche Bewegung. Zur gleichen Zeit nahmen sie 3000 Kilokalorien zu sich – ein Verhältnis von 3 zu 1. Ein bewegungsarmer Mensch aus unserer Zeit nimmt weniger zu sich, nämlich nur 2400 Kilokalorien. Allerdings verbraucht er mit seinen Muskeln nur 300 Kilokalorien – dieses Verhältnis liegt bei 8 zu 1. Das bedeutet: Trotz der im Vergleich zu den Urahnen verringerten Kalorienaufnahme verbrennt ein körperlich wenig aktiver Mensch eine viel geringere Energiemenge mit seinen Muskeln. Tag für Tag ergibt sich ein Überschuss von 100 Kilokalorien – dieser Überschuss ist ein ganz maßgeblicher Grund für das Übergewicht heutiger Menschen.

Kapitel 4
Fit wie in der Steinzeit

Vor einiger Zeit trafen sich im australischen Melbourne Gelehrte aus aller Welt und gingen erst wieder auseinander, nachdem sie eine düstere Prognose abgegeben hatten: Die Zahl der Ureinwohner auf der Erde wird demnach in diesem Jahrhundert rapide sinken; ganze Gruppen und Stämme würden aussterben.

In der Vergangenheit waren es eingeschleppte Infektionskrankheiten und die Zerstörung oder Fortnahme des Lebensraums, welche Eingeborene in Amerika, Asien und Australien dem Untergang weihten. Nun ist eine neue Bedrohung für Indianer und Insulaner entstanden: die moderne Lebensweise. Die Tagung in Melbourne war die erste Konferenz, die sich ausschließlich der Diabetes-Gefahr für Urvölker widmete. Bei den Aborigines in Australien, aber auch bei den Indianern Nordamerikas seien schon sechs Jahre alte Kinder an Diabetes erkrankt. Später im Leben seien sie anfällig für Herzattacken, Nierenversagen und Erblindung.[1]

Wenn Sie jetzt vielleicht die Ureinwohner bedauern, dann sollten Sie nicht vergessen, Verwandte, Freunde, Nachbarn, Bekannte, Kollegen und womöglich sich selbst ebenso zu bedauern. Denn eines wurde auf der Melbourner Konferenz auf eine merkwürdige Art und Weise ausgeblendet: Das Schicksal der Aborigines, Polynesier und Navajos ist natürlich unser eigenes. Genetisch gesehen sind wir mit diesen Menschen weitgehend identisch – und leiden genauso wie diese unter körperlicher Inaktivität. Der Unterschied ist allenfalls, dass die westlichen Gesellschaften schon mitten in der Misere stecken: Alle zehn Sekunden wird irgendwo in den reichen Staaten einem Bürger eine Gliedmaße wegen Diabetes amputiert.

Für dicke Indianer wie für dicke Bundesbürger gilt: Die technisierte Zivilisation hat den der Natur entwachsenen Menschen in eine völlig veränderte Umwelt gestellt.

Die Evolution des Menschen hat ihren Anfang vor zwei Millionen Jahren genommen. Alle Individuen jagten Tiere und sammelten Früchte von wild wachsenden Pflanzen – mit Ausnahme wohl jener Menschen, die später in den Nordwesten der heutigen USA gewandert waren und sich an den überreichen Lachsvorkommen schadlos hielten. Für den Rest der Menschheit aber dürfte die Woche so ausgesehen haben: Die Männer waren bis zu vier Tage am Stück auf Pirsch; die Frauen sammelten an zwei bis drei Tagen der Woche Essbares und Nützliches. Körperliche Arbeiten waren jeden Tag zu verrichten: Kinder tragen, Beutetiere ausweiden, Steine zu Werkzeugen hauen, Knochen aufbrechen (um ans Mark zu gelangen), Unterkünfte bauen. Das Leben war voller Abwechslungen. Bei Jagd- und Sammelglück wurde wie von Sinnen gegessen; aber es waren auch immer wieder Hungersnöte zu überstehen.[2]

Die Landwirtschaft ist vor 10 000 bis 12 000 Jahren entstanden. Sie versorgte die Menschen zuverlässiger mit Nahrung, war aber selbst dann noch mit Schufterei verbunden, als es Zugochsen und Windmühlen gab. Vor 200 Jahren begann die industrielle Revolution, die zu einer unvorstellbaren Abnahme der körperlichen Bewegung geführt hat. Die Zeitspanne zwischen dieser Umwälzung und dem heutigen Tag ist kaum mehr als ein Wimpernschlag – sie macht nur 0,01 Prozent der Entstehungsgeschichte unserer Art aus. Genetisch gesehen sind wir Steinzeitmenschen, die in die moderne Welt geschleudert worden sind.

Während Jäger und Sammler jeden Tag schätzungsweise 10 bis 15 Kilometer laufen, gehen durchschnittliche Bewohner der Industriestaaten nur 2,5 Kilometer am Tag zu Fuß.[3] Die Untersuchung von Menschen, die bis in unsere Tage als Jäger und Sammler leben, erlaubt Rückschlüsse darauf, wie die Steinzeitler konditionell gerüstet waren: Im Vergleich zu uns war deren maximale Sauerstoffaufnahme um fünfzig Prozent erhöht. Unsere Vorfahren verfügten offenbar über 20 Prozent mehr Kraft und stabilere Knochen. Anthropologen haben fossile Knochen von Menschen aus der Altsteinzeit untersucht: Diese seien vergleichbar mit den Knochen heute lebender Athleten, die bei Olympischen Spielen gegeneinander antreten. Weil solche Knochen durchweg robuster und günstiger geformt sind (im Querschnitt leicht oval), ist »das Risiko für Knochenbrüche im Alter reduziert«.[4] Unsere Vorfahren würden in der heutigen Zeit durchweg eine glänzende Figur machen. Ihre Leiber waren sehnig, mit einem Grundumsatz 15 Prozent über dem Niveau, das heutzutage als normal durchgeht.

Ist die moderne Zivilisation also nur schlecht für die Menschen? Natürlich nicht, Hinweise auf ihre großartigen Seiten braucht man wahrlich nicht lange zu suchen: Die mittlere Lebenserwartung steigt mit jedem Jahr um weitere drei Monate – und das seit 160 Jahren. In Deutschland liegt sie für männliche Säuglinge bei über 77 und für neugeborene Mädchen bei über 82 Jahren. Keine andere Bevölkerungsgruppe wächst derzeit so rasant wie die der 100-Jährigen. Mehr als 5000 dieser Methusaleme gibt es inzwischen in Deutschland.

Die Ursachen der gestiegenen Lebenserwartung sind vor allem verbesserte Hygiene und gesündere Ernährung. Die Säuglingssterblichkeit ist niedrig wie nie zuvor. Beheizte Häuser, Sanitäranlagen und medizinische Versorgung haben die Sterblichkeit an Infektionen und Verletzungen vermindert, den häufigsten Todesursachen bis vor 200 Jahren.

Aber es mehren sich die Anzeichen dafür, dass die Zunahme der Lebenserwartung – entgegen der Prognose der Demographen – den Scheitelpunkt überschreitet und sogar wieder nach unten gehen wird. Altersforschern in den USA zufolge wird die Lebenserwartung um das Jahr 2050 herum »gleich bleiben oder sogar sinken«, und zwar um zwei bis fünf Jahre. Nach einer Prognose des Gesundheitsministeriums in London wird die mittlere Lebenserwartung britischer Männer bis zum Jahr 2050 um fünf Jahre sinken. Ein bisher kaum vorstellbares Ereignis zeichnet sich ab: Jetzt aufwachsende Menschen werden die erste Generation bilden, die kürzer lebt und kränker stirbt als die der Eltern.[5]

Der Grund ist die körperliche Inaktivität in immer früheren Jahren und die dadurch ausgelöste Zunahme an Übergewicht und Erkrankungen wie Typ-2-Diabetes. Letzteres Leiden war früher weitgehend unbekannt; es traf, wenn überhaupt, die Alten. Die traditionellen Bezeichnungen Alterszucker und Altersdiabetes allerdings passen nicht mehr. Von den Kindern, die im Jahr 2000 in den USA auf die Welt gekommen sind, wird jedes dritte früher oder später an Typ-2-Diabetes erkranken. Schon heute tun sich in

Amerika unerhörte Unterschiede auf. In Teilen New Jerseys haben Frauen eine um dreißig Jahre höhere Lebenserwartung als in Teilen von South Dakota.[6]

Die Mechanismen der Evolution arbeiten viel zu langsam, als dass eine genetische Anpassung an die neue Zeit möglich gewesen wäre. Aus diesem Grund strecken Menschen sich lieber auf dem Sofa aus, als bei Wind und Wetter wilden Tieren nachzustellen. Unser Hang zum Faulenzen ist ein Erbe der Steinzeit: Damals hatten jene die besten Überlebenschancen, die Pausen einlegten, wann immer es möglich war, um Energie zu sparen. In der heutigen Zeit führt das uralte Energiesparprogramm dazu, dass Menschen an gemütlichen Tagen sofort Knochen- und Muskelsubstanz abbauen.

Allerdings resultiert Faulenzen im Tierreich nicht unweigerlich im Niedergang der Strukturen. Schwarzbären beispielsweise haben fünf bis sieben Monate im Jahr Winterruhe und erhalten dabei den Großteil ihrer Muskelkraft. Wenn sie im Frühjahr aufwachen, sind sie fit und voller Tatendrang. Nach 130 Tagen Ruhe ist die Muskelkraft des Bärenbeins um 23 Prozent gemindert – dem inaktiven Menschenbein gehen in der gleichen Zeit 90 Prozent der Muskelkraft verloren. Der Unterschied liegt in den Genen. Die Bären sind im Laufe der Evolution mit einem Stoffwechsel ausgestattet worden, der zum Winterschlaf taugt. Bestimmte biochemische Mechanismen bremsen und verzögern das Schrumpfen der Bärenmuskeln bei Nichtgebrauch.[7]

Wir Menschen hingegen brauchen Bewegung wie Luft zum Atmen. Wir haben Körper geerbt, die auf lang andauernde körperliche Aktivität mittlerer Schwere angewiesen sind.

Zum Laufen geboren

Nicht nur der aufrechte Gang ist ein besonderes Merkmal der Menschen. Die später entstandene Fähigkeit, lange und ausdauernd zu rennen, hat unsere Evolution offenbar ebenfalls entscheidend geprägt. In puncto Ausdauer sind wir glänzende Athleten, von denen es im Tierreich nicht viele gibt. Leoparden mögen im Sprint viel schneller als wir sein. Wehe aber, es geht an die Mittelstrecke – da machen die Raubkatzen schnell schlapp! Die meisten Säugetiere können nicht länger als eine Viertelstunde schnell laufen oder traben. Die Schimpansen mit ihren O-Beinen schneiden ganz miserabel ab.

Im Unterschied zu den nahen Verwandten sind wir Menschen in der Evolution zu Dauerläufern geworden. Wegen unserer nackten Haut und der Schweißdrüsen können wir die Körpertemperatur auch bei stundenlanger Bewegung in großer Hitze regulieren. Aufgrund des Nackenbandes (Ligamentum nuchae) können wir beim Rennen den Kopf aufrecht halten und nach vorne schauen – bei den frühen Hominiden, die vor mehr als drei Millionen Jahren lebten, hat das Nackenband noch gefehlt. Und im Unterschied zu allen anderen Affen verfügen wir über einen großen Gesäßmuskel (Musculus gluteus maximus), der das Laufen rein biomechanisch erst ermöglicht.

Das Potential zum Dauerläufer schlummert in jedem Menschen. Buschmänner im südlichen Afrika nutzen es heute noch. In der Hitze des Tages hetzen die Jäger stundenlang Antilopen durch die Gegend, bis die Tiere völlig überhitzt zusammenbrechen und verenden. Diese Art der Treibjagd ist erfolgreicher als das Nachstellen mit Pfeil und Bogen und war womöglich entscheidend für die Entstehung unserer Art. Aufgrund ihrer famosen Fähigkeiten im Dauerlauf erschloss sich den Urahnen eine besonders wirksame Form der Jagd, sodass sie viele Tiere erbeuteten: In der Folge schlugen sie sich die Bäuche mit Fleisch voll. Die gewaltige Zufuhr von Proteinen wiederum hat es möglich gemacht, dass den Menschen größere Gehirne wachsen konnten – so entstand der Homo sapiens mit seiner im Tierreich einzigartigen Geisteskraft.

Da unsere Qualitäten als Dauerläufer genetisch verdrahtet sind, kann man diese in allen Lebensphasen abrufen – und zwar bis ins hohe Alter. »Ein Mensch«, sagt der Anthropologe Daniel Lieberman von der Harvard University, »kann immer weiter laufen.« Dabei hatten Ärzte diese Reserven lange Zeit gar nicht für möglich gehalten. Als bei Marathonläufen in der jüngeren Vergangenheit zunehmend betagte Teilnehmer an den Start gingen, war vielen Organisatoren und Medizinern angst und bange. Etliche der älteren Teilnehmer, so fürchteten sie, würden die Strapaze nicht aushalten und zusammenklappen. Doch zu ihrer Verblüffung hat sich gezeigt: Die älteren Läufer kommen genauso munter ins Ziel wie jüngere – nicht das Alter zählt, sondern die Vorbereitung und die Fitness.[8] Bob Matteson aus dem US-Staat Vermont begann erst im Alter von 69 mit dem Laufen; mit 90 gehörte er weltweit zu den Schnellsten seiner Altersgruppe.[9]

Es ist nicht nur die körperliche Inaktivität, die mit unserem genetischen Erbe nicht zu vereinen ist. Es ist auch das Überangebot an Nahrung, das uns schlecht bekommt. Der Körper spült das Übermaß an Sahnekuchen, Leberwurstbroten und Weizenbieren nicht einfach wieder hinaus. Vielmehr macht er daraus – es könnte ja eine Hungersnot kommen – störende Fettpolster an Bauch und Gesäß.

Wir Menschen sind übrigens nicht die Einzigen, die nicht nein sagen können, wenn der Teller voll ist. Hunden und Katzen etwa fehlt der Instinkt gegen das Überfressen ebenso. In den USA sind offenbar 20 Prozent oder mehr dieser domestizierten Vierbeiner fettsüchtig. Sie tragen ein erhöhtes Risiko für Krebs, Typ-2-Diabetes und Arthritis. Und noch etwas fällt amerikanischen Tierärzten auf: Die betroffenen Katzen und Hunde ähneln ihren Besitzern in puncto Leibesumfang. »Wir sehen eine große Zahl von Haustieren, die hochwertiges Futter bekommen und ein sehr sesshaftes Leben mit ganz wenig Bewegung führen«, sagte Scott Brown von der University of Georgia in Athens. »Ehrlich gesagt, entspricht das dem, was wir bei den Besitzern bemerken.«[10]

Bestimmte Fastfood-Ketten und Limonadenhersteller nutzen unseren archaischen Appetit systematisch aus. Um ihren Profit zu erhöhen, tischen die Mitarbeiter dieser Firmen uns immer größere Portionen auf. Viele von uns verputzen diese, ohne groß nachzudenken. Auch bekommen wir immer größere Mengen an zuckerhaltigen Limonaden gereicht. So betrug in den USA die Standardgröße einer Portion Cola oder Limo in den 50er Jahren 12 Unzen (ca. 355 ml). In den 70er Jahren wurden daraus 20 (ca. 591 ml) oder 24 Unzen (ca. 710 ml). Mittlerweile werden sogar 1-Liter-Flaschen (entspricht 33,8 Unzen) als *single servings* vermarktet.

Das Überangebot an Kalorien verändert die Konstitution der Menschen. Besonders gut lässt sich die Verwandlung betrachten, wenn jemand in vergleichsweise kurzer Zeit Zugriff auf Fastfood und Zuckerlimo bekommt. In Deutschland war das nach dem Zweiten Weltkrieg der Fall, als mit dem Wirtschaftswunder die ersten Wohlstandsbäuche auftauchten. Gerne weisen Forscher auf das Volk der Pima-Indianer hin. Die einen Mitglieder leben in Mexiko, die anderen in den USA. Die US-Pima verputzen jeden Tag 500 bis 600 Kilokalorien mehr als ihre genügsameren Stammesgenossen im ärmeren Mexiko. Die Folge: Die US-Pima sind im Durchschnitt 26 Kilogramm schwerer und haben eine der weltweit höchsten Typ-2-Diabetes-Raten. Jeder Zweite dieser pummeligen Pimas ist zuckerkrank.

Den Ausbruch des Stoffwechselleidens führen Evolutionsmediziner als Paradebeispiel dafür an, wie der menschliche Organismus noch auf Steinzeit gepolt ist. Der Körper vermag nur eine kleine Menge an Traubenzucker (Glukose) in Muskeln und Leber zu speichern; dieser Vorrat ist schon nach einem Fastentag erschöpft. Deshalb braucht der Körper eine Vorrichtung, um den Glukosevorrat in Hungerszeiten zu schützen: Passive Muskeln sind aus diesem Grund nicht in der Lage, Zucker aus dem Blut zu fischen.

»Für unsere Vorfahren war es von Vorteil, dass nur aktive Muskeln dem Blutstrom Glukose entziehen können«, erklärt der Evolutionsmediziner Booth. In Zeiten von Kartoffelchips und Autofahren gereicht dieses System zum Nachteil: Die inaktiven Muskeln sind unfähig, Glukose aus dem Blut zu fischen, sodass selbige sich dort immer stärker konzentriert. Diese Unordnung im Stoffwechsel schließlich führte zur Namensgebung der Krankheit. Einerseits trinken Zuckerkranke große Mengen und scheiden demgemäß ungewöhnlich viel Harn aus: daher Diabetes, vom griechischen »diabainein«, durchlaufen. Zum anderen enthält der Harn Zucker, was zum »mellitus« geführt hat, abgeleitet von griechisch »meli«, Honig.

Um den hohen Zuckerspiegel im Blut zu regulieren, bildet die Bauchspeicheldrüse in gewaltigen Mengen das Hormon Insulin. Doch durch die überschießende Ausschüttung werden die eigenen Körperzellen resistent gegen das Hormon. Der Zuckerstoffwechsel bricht zusammen, der Mensch erkrankt an Diabetes. Übersteigt die Glukosekonzentration einen Schwellenwert, so drohen Kreislaufschwäche, schwere Gefäßschäden, Erblindung und Zuckerkoma. Allein in Deutschland sterben jedes Jahr ungefähr 24 000 Menschen an der Krankheit.

Typ-2-Diabetes kommt schleichend, man spürt davon so gut wie nichts. Allenfalls fühlt man sich abgeschlagen und hat viel Durst. Männer verlieren oftmals das Interesse am Sex (nicht zuletzt durch Gefäßveränderung und nachfolgende Minderdurchblutung im Beckenbereich), schreiben das aber irrigerweise dem Alter zu. Vor dem Zweiten Weltkrieg war ein Mensch mit Typ-2-Diabetes eine exotische Erscheinung – gerade einmal 0,4 Prozent der Leute in Deutschland hatten Alterszucker, wie man die Krankheit damals nannte. In den Hunger- und Notjahren um 1945 sackte die Rate sogar auf die Hälfte ab, bis das Wirtschaftswunder ausbrach. In den 50er Jahren erfuhr die Krankheit einen Aufschwung, der bis heute andauert. 1960 litten 0,6 Prozent der Deutschen unter der Krankheit, gegenwärtig sind es ungefähr zehn Prozent der Deutschen.

Viele Menschen halten Typ-2-Diabetes für eine lästige, jedoch beherrschbare Krankheit. Pikanterweise waren es Erkenntnisfortschritte in der Medizin, die zu dem verharmlosenden Bild beigetragen haben. So erkannten kanadische Forscher bereits 1921, dass Diabetes auf einen Mangel des Hormons Insulin zurückgeht. Diese Entdeckung hat zur biotechnischen Herstellung von Insulin geführt, mit dem sogar Patienten mit schwerer Zuckerkrankheit am Leben gehalten werden können. Des Weiteren begannen pharmazeutische Firmen mit der Produktion oral einzunehmender Antidiabetika. Die Mittel waren zwar umstritten, gaukelten den Betroffenen jedoch vor, es gebe eine bequeme Lösung für ihr Gesundheitsproblem. Drittens schließlich brachte die Industrie teure Lebensmittel wie Diabetiker-Schokolade und Diät-Pudding auf den Markt. Das Nachrichtenmagazin *Der Spiegel* konstatierte im Oktober 1976: »Beides, die an den Arzt gerichteten Werbeslogans und die farbenfrohen, voll gepackten Auslagen in den Reformhäusern, verstärken immer noch das Bild vom ›modernen Diabetiker‹, der ein quasi normales Leben führen könnte, wenn er sich nur des reichhaltigen Angebots von Nahrungsmittel- und Pharmaindustrie bediente.«[11]

Die Zuversicht auf Patientenseite hat sich als Trugschluss erwiesen. Viele Menschen, die damals die ärztliche Ermunterung zu mehr Bewegung in den Wind schlugen, bereuen das heute bitterlich und haben mit schlimmsten Komplikationen zu kämpfen. Zwar können Typ-2-Diabetiker erstaunlich lange überleben, aber die Zahl der frohen Tage nimmt deutlich ab. Die Spätfolgen des entgleisten Zuckerstoffwechsels haben es in sich. 8000 Menschen werden jedes Jahr in Deutschland dialysepflichtig, weil das Stoffwechselleiden die Nieren ruiniert hat. Fortan sind sie auf die maschinelle Blutwäsche angewiesen.

Und mehr noch: Die viele Glukose im Blut kann die kleinen Gefäße in der Netzhaut ruinieren; deshalb verlieren jedes Jahr bundesweit 8000 Diabetiker das Augenlicht. Ebenso nagt der Zucker an den motorischen und sensiblen Nerven im Körper, so dass Füße und Beine absterben können. Aus diesem Grund müssen jedes Jahr schätzungsweise 30 000 Bundesbürgern Füße, Unter- oder Oberschenkel amputiert werden – eine fatale Notmaßnahme, die den Bewegungsmangel dieser zuckerkranken Menschen nur noch weiter erhöht.

Das beste Medikament gegen Diabetes ist die Bewegung

Ein ebenso simples wie erfolgreiches Mittel gegen diese Form der Zuckerkrankheit ist es, die Kranken körperlich zu mobilisieren. In der chinesischen Stadt Daqing wurden Müßiggänger, deren Glukosehaushalt schon gestört war, dazu verdonnert, sich regelmäßig körperlich zu regen. Allerdings durften sie weiterhin essen und trinken, wie es ihnen gefiel. Nach sechs Jahren war ihr Typ-2-Diabetes-Risiko um 46 Prozent gesunken. Vergleichspersonen, die faul blieben, aber ihre Ernährung umstellten, erzielten nur eine Reduktion von 31 Prozent.[12]

Körperliche Aktivität wirkt gegen Diabetes mindestens genauso gut, wenn nicht sogar besser als Produkte der Pharmaindustrie. Dies wird aus einer ganzen Reihe von Studien an Menschen ersichtlich: In den USA wurden 3234 übergewichtige Menschen mit beginnendem Diabetes (gestörte Glukosetoleranz) nach dem Zufallsprinzip in drei Gruppen unterteilt: Die einen bekamen jeden Tag zwei Pillen eines Standardmedikaments (jeweils 850 Milligramm Metformin); es verringert die Glukose-Herstellung in der Leber und senkt auf diese Weise den Blutzuckerspiegel. Anderen Testpersonen wurde ein Scheinmedikament (Placebo) verabreicht. Die Mitglieder der dritten Gruppe schließlich sollten sich fettärmer ernähren und an fünf Tagen der Woche 30 Minuten zu Fuß gehen mit dem Ziel, sieben Prozent ihres Körpergewichts zu verlieren.

Nach knapp drei Jahren ging es den Teilnehmern der Studie wie folgt: In der Medikamenten-Gruppe war das Auftreten der Krankheit um 31 Prozent verringert. Die Menschen in der Bewegungs-Gruppe waren jedoch gesünder: Hier war die Inzidenz um 58 Prozent gesunken.[13]

Spanische Ärzte wiederum haben zehn Männern mit bereits diagnostiziertem Typ-2-Diabetes moderate Bewegung verordnet. Über einen Zeitraum von vier Monaten galt es zweimal in der Woche zu trainieren. Die Teilnehmer brauchten während des Programms noch nicht einmal eine Diät zu halten. Ihre Kalorienaufnahme in dieser Zeit stieg sogar um durchschnittlich 15,5 Prozent. Das Ergebnis: Zwar blieb das Körpergewicht unverändert, allerdings hatte sich die Fettverteilung zum Günstigen verändert. Das besonders ungesunde Bauchfett war um zehn Prozent geschrumpft. Überdies hatten sich die Blutzuckerwerte deutlich verbessert. Regelmäßige körperliche Bewegung lohnt sich also in jedem Fall, »unabhängig davon, ob gleichzeitig Gewicht abgenommen wird oder nicht«.[14]

Den vorstehenden Befunden lassen sich viele andere zur Seite stellen. Statistiker der University of Leicester in England etwa wollten erfahren, inwiefern eine Änderung der Verhaltensweise einen beginnenden Typ-2-Diabetes umkehren kann. Zur Beantwortung ihrer Frage haben sie die medizinische Literatur durchstöbert und 17 klinische Studien mit 8084 Teilnehmern zum Thema ausfindig gemacht. Die Durchsicht der Daten ergibt für körperliche Aktivität einen Effekt, der »mindestens so wirksam ist wie pharmakologische Interventionen« und mit geringeren Nebenwirkungen verbunden ist. Für Menschen, die bereits erste Anzeichen von Typ-2-Diabetes haben, bedeutet die Studie:

Moderate Leibesertüchtigung kann das Risiko einer Erkrankung glatt halbieren.[15]

Diese Empfehlung kann auch von Menschen in die Tat umgesetzt werden, die gesund sind und sich diese schleichende Form der Zuckerkrankheit vom Leib halten wollen. Das Auftreten von Typ-2-Diabetes steht nämlich in einem umgekehrten Verhältnis zum Grad der körperlichen Aktivität. Eine Studie mit mehr als 84 000 Krankenschwestern hat offenbart, dass man Alterszucker vermeiden kann: Wer sich ausgewogen ernährt, Übergewicht vermeidet, nicht raucht, Alkohol in Maßen konsumiert und sich jeden Tag 30 Minuten körperlich betätigt, der erkrankt viel seltener an dem Leiden.[16]

Wir sollten uns ein wenig auf die Lebensweise unserer Ahnen in der Steinzeit besinnen – unter ihnen war das Wohlstandsleiden unbekannt.

Kapitel 5
Muskeln machen mobil

Vor einigen Jahren versammelten sich im amerikanischen
Boston zwölf Männer, die es leid waren, dass ihnen die Kraft
abhandengekommen war. Einer von ihnen hieß Arthur,
ein 62 Jahre alter Hafenarbeiter. Früher war er es immer gewohnt gewesen, körperlich hart zu schuften. Doch im Alter
von 50 Jahren wurde er zum Vorarbeiter befördert. Fortan
trug Arthur Verantwortung, aber sonst nicht mehr viel. Als
er eines Tages doch noch einmal mit anpacken und eine
Kiste voller Schrott heben wollte, versagte er kläglich – wo-
mit ihn seine umstehenden Kollegen natürlich sogleich auf-
zogen. Auch Manuel, ein ehemaliger Bankangestellter, hatte
sich über seine lasche Leiblichkeit geärgert. Mit seinen
70 Jahren war er ein stolzer Opa, aber er schaffte es nicht,
seine drei Jahre alte Enkeltochter auf den Arm zu nehmen.

Arthur, Manuel und zehn andere abgeschlaffte Männer
meldeten sich zu einem einzigartigen Experiment. Der Arzt
Irwin Rosenberg und dessen Kollegen vom renommierten
Human Nutrition Research Center on Aging der Tufts University in Boston wollten an den Probanden eine Formel gegen das Altern ausprobieren. Es ging ihnen erklärtermaßen
nicht um Falten, Tränensäcke und zurückweichende Haar-

ansätze. Vielmehr trat Rosenberg an, den Männern die verlorene Vitalität zurückzugeben – ein Vorhaben, das etlichen unmöglich und deshalb unseriös erschien. Damals, Ende der 80er Jahre, gingen viele Mediziner und weite Kreise der Öffentlichkeit noch davon aus, das Schlappwerden gehöre zum Altwerden wie das Sterben zum Leben.

Irwin Rosenberg jedoch waren die vielen älteren Menschen in seiner Umgebung aufgefallen, die gar keine Erkrankung wie Krebs oder Herzschwäche hatten, aber dennoch nicht mehr eigenständig lebten und sogar, mitunter seit Jahren schon, auf Pflege angewiesen waren. Diese Menschen waren gescheit und wach im Kopf – allein der Körper hielt nicht mehr mit. Rosenbergs Vermutung: In Wahrheit sind die greisenhaften Menschen gesund. Ihre vielfältigen Symptome gehen nicht auf Erkrankungen zurück, sondern sind bloß die Folge von langer körperlicher Inaktivität und dem dadurch bewirkten Schrumpfen der Muskelzellen. Um die Aufmerksamkeit der Kollegen und der Öffentlichkeit auf das Phänomen zu lenken, hat Rosenberg dafür, wie erwähnt, den Begriff Sarkopenie ins Leben gerufen. Dieser schleichende Muskelschwund sei keine schicksalhafte Erscheinung des Alterns.

Um den Beweis für seine Vermutung zu liefern, bat Rosenberg das schlaffe Dutzend um Mithilfe. Die zwölf Probanden im Alter von 60 bis 72 Jahren sollten von Kopf bis Fuß untersucht werden und hernach drei Monate lang ein Krafttraining absolvieren. Das war an drei Tagen in der Woche vorgesehen. Die Testpersonen waren gehalten, Gewichte zu stemmen, die achtzig Prozent ihrer persönlichen Übungsbestleistung entsprachen (als hundert Prozent gilt das höchste Gewicht, das man ohne Wiederholung heben kann, auch: one repetition maximum).

Anschließend sollten die Probanden abermals untersucht werden. Mit Labortests, mikroskopischen Untersuchungen und Kernspintomographie wollten die Ärzte streng wissenschaftlich dokumentieren, ob und wie das Training die kraftlosen Körper veränderte.

Das Ergebnis nach drei Monaten übertraf die Erwartungen, vor allem die der Teilnehmer: Der Vorarbeiter Arthur konnte seine Kraft verdreifachen. Anfangs schaffte er es nur, ein Gewicht von 22 Kilogramm zu heben – nun waren es knapp 70 Kilogramm. Nach der Studie blieb er dem Training treu. Nicht nur, weil seine Kollegen auf den Docks beeindruckt waren. Sondern auch deshalb, weil seine chronischen Rückenschmerzen endlich verschwunden waren. Manuel, der kraftlose Opa, fühlte sich ebenfalls wie durch eine Zauberkraft verjüngt. Im Laufe des Trainings wuchs seine Beinmuskulatur um 17 Prozent, und er verlor mehr als 13 Pfund Fett. Für das Dutzend der Männer ergab sich folgendes Bild: Die Muskelkraft stieg um das Zwei- bis Dreifache. Die Masse des Muskelfleischs wuchs um zehn bis 15 Prozent.

Kurz nach dieser Studie stieß die junge Ärztin Maria Fiatarone zu dem Team. Ihr Interesse galt hochbetagten Menschen. Sie schlug eine Studie vor, deren Ergebnis heute als ein Wendepunkt der Sportmedizin gilt. Fiatarone ließ zehn Frauen und Männer, die zwischen 87 und 96 Jahre alt waren und im Hebrew Rehabilitation Center for the Aged in Boston lebten, acht Wochen lang mit Gewichten trainieren, und zwar mit 80 Prozent der Übungsbestleistung. Und siehe da: Die Muskelmasse an den Oberschenkeln wuchs um zehn Prozent – was die Greise fast dreimal so kräftig machte.

Entscheidend war für Fiatarone jedoch die Frage, ob das

Mehr an Muskeln den Greisen überhaupt einen praktischen Nutzen brachte. Aus diesem Grund schickte sie die alten Testpersonen auf einen kleinen Parcours. Ergebnis: Nach Abschluss des Krafttrainings waren sie trittsicherer und konnten schneller gehen als zuvor. Das tat auch dem seelischen Befinden der Teilnehmer gut. Sam Semansky, damals 93, ließ fortan seine Gehhilfe stehen und rief aus: »Jeden Tag fühle ich mich besser, viel zuversichtlicher. Pillen werden dir nicht das bringen, was dir die Bewegung bringt.«[1]

Die Ergebnisse haben Rosenbergs Vermutung eindrucksvoll bestätigt: Man kann seine verloren geglaubte Vitalität zurückholen. Niemand entgeht dem Tod, aber man kann die Zahl der gesunden Tage systematisch erhöhen. »Wir altern nicht chronologisch, sondern biologisch«, sagt Rosenberg. »Wenn man die Körperfunktionen erhält, dann kann man den biologischen Alterungsprozess überwinden.« Auch Menschen, die seit Jahrzehnten niemals mehr Seil gesprungen oder einem Ball hinterhergesprungen sind, haben diese zweite Chance. Altern ist »ein dynamischer Vorgang. Bei den meisten Leuten kann man ihn zum Guten wenden, egal wie viele Jahre sie ihren Körper in der Vergangenheit vernachlässigt haben.«[2]

Das verdanken wir der erstaunlichen Wandelbarkeit unserer Muskulatur. Mehr als 600 Muskeln hat der Mensch, und allein die Skelettmuskeln (zuständig vor allem für die willkürlichen Körperbewegungen) verbrauchen bis zu einem Viertel jener Energie, die man im Zustand absoluter Ruhe verbrennt. Bis vor kurzem noch interessierten Bewegungsforscher sich vor allem für das Herz. Nun haben sie die Bedeutung der Muskulatur erkannt und rücken diese in den »Mittelpunkt der präventiv-medizinisch geprägten Denkweise«.[3]

Das neue Interesse geht auf zwei Erkenntnisse zurück: Zum einen hat die Muskulatur sich als ungemein plastisches Gewebe entpuppt – es reagiert unweigerlich auf Bewegung und Belastung. Die Größe, Stärke und Schnelligkeit einzelner Fasern hängt davon ab, wie der Muskel stimuliert wird. Körperliche Aktivität wirkt bis in den Kern der Muskelzelle und beeinflusst die Herstellung bestimmter Gene und Proteine. Bis ins molekulare Detail ergründen Biochemiker, was da vor sich geht.[4] Sie wollen bessere Trainingsmethoden finden.

Zum anderen erscheint die Muskulatur wie jenes Tor, durch das die Heilkraft der Bewegung zum Menschen kommt. Denn wer seine Muskeln kräftigt und dadurch auch ihre physiologische Beschaffenheit ändert, der stärkt seine Gesundheit in vielerlei Hinsicht und kann beginnende Krankheitsprozesse umkehren.

Schließlich finden Molekularbiologen Anhaltspunkte, warum es eigentlich so ist, dass Muskeln des Menschen schon nach wenigen Tagen des Nichtgebrauchs zu schrumpfen beginnen. Diese scheinbare Auszehrung ist kein passiver Nebeneffekt der Inaktivität, sondern ein aktiver Vorgang, der von vielschichtigen Regelkreisen koordiniert wird: Im Innern der Zelle werden Muskelproteine chemisch markiert, auf dass sie von Verdauungsenzymen erkannt und in ihre Bestandteile zerlegt werden können. Am Ende bleiben Aminosäuren übrig, die der Körper wieder verwerten kann. Auf diese Weise werden die Filamente in den Muskelzellen abgebaut, die Zellen selbst werden dünner und schwächer – aber sie bleiben erhalten. Bei diesem Schwund (Atrophie) spielen anscheinend mindestens 90 Gene eine Rolle: die sogenannten Atrogene. Der von den Atrogenen ins Werk gesetzte Abbau der Muskelmasse ist ein in der Evolution entstandener Mechanismus, der dafür sorgt, dass keine Energie für den Erhalt untätiger Muskeln aufgewendet werden muss.

Andere Regelkreise führen dagegen zum Aufbau der Muskulatur. Vor einiger Zeit ist in Deutschland ein Junge auf die Welt gekommen, bei dem ein Teil dieser Steuerung aufgrund einer genetischen Mutation verändert ist. Der Knabe hatte schon bei seiner Geburt eine voll entwickelte Muskulatur; im Alter von viereinhalb Jahren war er bereits so stark, dass er eine drei Kilogramm schwere Hantel am ausgestreckten Arm halten konnte. Der Arzt Markus Schülke von der Charité in Berlin entdeckte, was dem Supermännchen fehlte: Myostatin; ein Protein, das normalerweise das Wachstum von Muskelzellen reguliert. Aus der Art geschlagen ist der Junge nicht, ergaben weitere Untersuchungen: Seine Mutter stellt aufgrund einer ähnlichen Mutation nur sehr geringe Mengen an Myostatin her – kein Wunder also, dass sie einst als Sprinterin in der Leichtathletik erfolgreich war.[5]

Unter normalen Umständen ist es die körperliche Bewegung, die das Wachstum eines Muskels bewirkt und steuert. Wenn man Versuchstiere vier Monate lang rennen lässt, dann verdoppeln sich in ihren Muskeln die Dichte der kleinsten Blutgefäße (Kapillaren) sowie die Zahl der Mitochondrien; Letztere sind die Kraftwerke der Zellen. Diese Anpassungen werden durch bestimmte Gene geregelt. Diese können gleichsam fühlen, wie stark eine Muskelzelle beansprucht wird, und dafür sorgen, dass Proteine für den Muskelaufbau hergestellt werden.

Wie das genau vor sich geht, interessierte den Physiologen Darrell Neufer vom John B. Pierce Laboratory in New Haven (US-Bundesstaat Connecticut). Er und Kollegen ließen Probanden eine Übung für die Muskulatur ausführen, und zwar fünf Tage lang jeweils für anderthalb Stunden. Stets dasselbe Bein musste jeweils gegen einen Widerstand gedrückt werden, der bei 70 Prozent von dem lag, was die Testpersonen maximal wegdrücken konnten. Am fünften Tag wurden per Biopsie Proben aus den Muskeln entnommen: eine vom untrainierten Bein und verschiedene vom trainierten Bein (vor und nach dem Training sowie zu verschiedenen Zeiten in den nächsten 24 Stunden). Die Gewebeproben hat Neufer in seinem Labor daraufhin untersucht, welche Gene in ihnen gerade aktiviert waren.[6]

Wie zu erwarten, hat das Training eine Fülle von Genen angeschaltet, die für den Stoffwechsel eine zentrale Rolle spielen. Überraschend war jedoch: Nicht sofort nach der Anstrengung, sondern erst zwei bis vier Stunden später war die Aktivität dieser Gene am größten. Sie wurden also in der Erholungsphase in die entsprechenden Proteine überschrieben. Es ist diese zeitverzögerte Reaktion, mit der sich Muskelzellen an Belastungsreize anpassen. Das bedeutet: Das Muskelwachstum geht zurück auf die Produktion bestimmter Proteine in der Erholungsphase. Allerdings werden diese nach einer gewissen Zeit wieder abgebaut. Nur wenn man die Übungen regelmäßig wiederholt, bleiben die Proteine in ausreichender Zahl in der Muskelzelle erhalten. Durch diesen kumulativen Effekt wird schließlich die Fitness erhöht.

Wichtig ist auch, aus welchen Fasern die Muskeln bestehen. Es gibt nämlich verschiedene Fasertypen, die sich in ihren Eigenschaften unterscheiden. An einem Ende des Spektrums stehen die Typ-II-b-Fasern. Diese schnellen glykolytischen Fasern erzeugen zwar viel Kraft, ermüden aber schnell. Sie benutzen Glykogen als Hauptbrennstoff und verfügen nur über wenige Mitochondrien (etwa ein Prozent des Zellvolumens).

Am anderen Ende des Spektrums sind die sogenannten Typ-I-Fasern. Diese langsam oxidierenden Ausdauerfasern verwerten hauptsächlich freie Fettsäuren als Brennstoff. Sie sind nicht so stark, ermüden aber nur langsam (Mitochondrien machen drei bis zehn Prozent ihres Zellvolumens aus). Überdies gibt es noch weitere Varianten, darunter die schnell oxidierenden Fasern, die ebenfalls viele Mitochondrien besitzen. Diese oxidierenden Muskelfasern sind es, die einen günstigen Effekt auf die gesamte Gesundheit des Menschen haben.

Wie Bewegung die Muskelfasern verändert

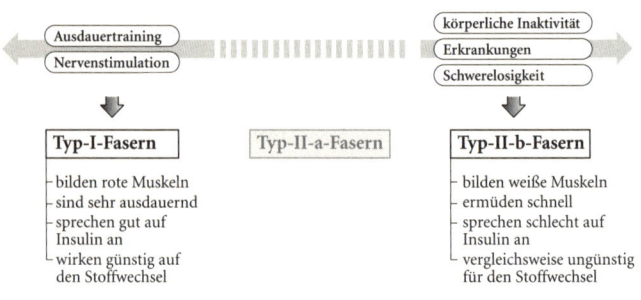

(nach R. Sanders Williams, Duke University Medical Center)

Die meisten Menschen haben in ihren Muskeln ein Mosaik der verschiedenen Fasertypen. Es wird während der Embryonalentwicklung angelegt und kann von Individuum zu Individuum stark variieren. Der Anteil der günstigen Typ-I-Fasern kann bei 13 bis 96 Prozent liegen, im Durchschnitt sind es 50 bis 60 Prozent. Menschen mit viel Typ-I-Fasern sind Ausdauertypen. Jene, die nur wenig davon haben, gehen eher in Richtung Kraftsport und Sprint.[7]

Früher dachten Mediziner, diese Ausstattung sei wenig veränderbar. Doch je genauer Forscher wie die Pioniere Jan Carlsson und Bengt Saltin die molekularen Vorgänge in den Muskelfasern verstanden, desto stärker rückten sie von dem alten Lehrsatz ab. In Experimenten an Labortieren ist es nämlich möglich, ganze Muskeln zu verwandeln: von einem Fasertyp zum anderen und wieder zurück. Der Mediziner R. Sanders Williams vom Duke University Medical Center sagt: »Egal, welche Veranlagung man hat – der Einfluss der körperlichen Bewegung überwiegt.«

Es ist also jedem gesunden Menschen – sei er von Natur aus stämmig, sei er mager – gegeben, die Zusammensetzung seiner eigenen Muskulatur zu verändern, und zwar durch die Art und Weise des Gebrauchs:

- Wenn Muskelfasern die meiste Zeit nichts zu tun bekommen, dann aber plötzlich beansprucht werden, dann nehmen sie die Form der Typ-II-b-Fasern an: stark zwar, aber schnell müde und ohne gesundmachende Effekte.
- Setzt man Muskelfasern dagegen lang anhaltenden, sich wiederholenden Reizen wie Dauerlauf oder Radfahren aus, dann nehmen sie die Eigenschaften oxidierender Fasern an.

Die Lernfähigkeit der Muskeln kann eigentlich jeder Mensch für sich nutzen. Bis ins hohe Alter bleibt die erstaunliche Plastizität der Fasern erhalten, sagt der Muskelforscher Williams: »Wir brauchen keine Stammzellen, um fit zu sein« – ein jeder kann sich selbst durch die rechte Bewegung mit gesundmachenden Muskelfasern ausstatten.

Eine Fülle von Körpervorgängen wird unweigerlich verändert, wenn man seine Muskulatur trainiert. Irwin Rosenberg von der Tufts University hat zehn messbare Kenngrößen ausgemacht, die er Biomarker nennt.[8] Das *Anwachsen der Muskelmasse* und die *Steigerung der Kraft* gehören zu den Effekten, die man als Erstes erwarten darf. Aber ihnen folgen weitere Veränderungen nach.

Der Grundumsatz

Der Begriff Metabolismus bezieht sich auf die vielfältigen biochemischen Auf- und Abbauprozesse, die unentwegt im Körper ablaufen und Energie (größtenteils in Form von Wärme) freisetzen. Der Grundumsatz beschreibt den Metabolismus im Ruhezustand: etwa wenn wir morgens die Augen aufschlagen oder wenn wir abends einnicken. Im Lauf des Lebens nimmt die Umsatzrate allmählich ab: Eine 25-jährige Frau, die sich an einem schattigen Plätzchen ausruht, verstoffwechselt also mehr Kalorien als ihre 80 Jahre alte Großmutter, die Siesta hält.

Allerdings tat die Wissenschaft sich lange Zeit schwer, die Abnahme des Grundumsatzes im Alter zu erfassen; jeder Forscher kam auf andere Werte. Erst nach einigem Rätselraten erkannten sie, dass die Beschaffenheit des Körpers maßgeblich ist. Wenn man eine geringe Muskelmasse hat – wie es als Folge jahrelanger Inaktivität gerade bei Menschen mittleren Alters oftmals der Fall ist –, dann verringert sich der metabolische Bedarf an Sauerstoff und an Energie.

Um nicht übergewichtig zu werden, bieten sich einem trägen Menschen zwei Möglichkeiten. Zum einen kann er die Aufnahme von Kalorien mit der Nahrung genau in dem Umfang drosseln, in dem sein Grundumsatz sinkt. Nach dem 20. Geburtstag müsste man mit jedem weiteren Lebensjahrzehnt ungefähr auf 100 Kilokalorien pro Tag verzichten. Die andere Wahl: Der träge Mensch beginnt einfach, seinen Leib zu ertüchtigen – und erhöht auf diese Weise unweigerlich seinen Grundumsatz.

Fettanteil des Körpers

Sogar wenn Menschen im Alter gar nicht schwerer werden, steigt bei den meisten von ihnen der Fettanteil am Körper. Irwin Rosenberg hat Hunderte älterer Menschen untersucht und ist zu folgenden Ergebnissen gekommen: Eine durchschnittliche 65 Jahre alte Frau, die körperlich weitgehend inaktiv ist, besteht zu 43 Prozent aus Fettgewebe. Zum Vergleich: 25-jährige Frauen haben Werte um 25 Prozent. Bei Männern ergibt sich ein ähnliches Bild: Von 18 Prozent Fett (mit 25 Jahren) geht es auf 38 Prozent Fett (mit 65 Jahren).

Wer den Fettanteil verringern möchte, der sollte zwei Dinge auf einmal tun: Einerseits sollte er die Zufuhr der Kalorien gleich halten oder moderat drosseln. Zum anderen gilt es, körperlich aktiv zu werden. Wer in der Folge etwas weniger an Energie aufnimmt, als er verbraucht, der wird unweigerlich Speck verlieren. Wer jeden Tag zusätzlich zwei Kilometer zu Fuß geht, der verbrennt ungefähr 140 Kilokalorien. Nach einem Jahr hat er 51 000 Kilokalorien mehr verbraucht – und etwa acht Kilogramm Fett verloren. Das tägliche Spazierengehen durch die Nachbarschaft lohnt sich also.[9]

Die aerobe Kapazität

Dahinter verbirgt sich die Fähigkeit Ihres Körpers, Sauerstoff innerhalb einer bestimmten Zeit zu verwerten. Große Mengen an Luft müssen in die Lungen geatmet werden, damit sich das Blut mit Sauerstoff anreichern kann. Das Herz pumpt das Blut sodann durch den Körper. Im Alter von 65 Jahren ist die aerobe Kapazität bei Frauen und Männern in der Regel 30 bis 40 Prozent geringer als bei jungen Erwachsenen.

Allerdings fällt diese Einbuße bei Menschen, die sich regelmäßig körperlich betätigen, kleiner aus. Die aerobe Kapazität sagt aus diesem Grund etwas über die jeweilige Fitness eines Menschen aus, zumal sie von der Art der Muskulatur abhängt. Gerade die für unsere Gesundheit so günstigen oxidierenden Muskelfasern ziehen Sauerstoff geradezu an, weil sie ihn für die Oxidation von Fettsäuren brauchen. Wer seine aerobe Kapazität vergrößert, kann daran ablesen, dass er den Anteil der günstigen Muskelfasern in seinem Körper erhöht hat.

Die Blutzuckertoleranz

Sie beschreibt das Vermögen des Körpers, die Menge an Glukose im Blut zu kontrollieren, so dass es nicht zu schädlichen Folgen wie dem Ausbruch einer Zuckerkrankheit (Typ-2-Diabetes) kommt. Körperliche Aktivität und Krafttraining erhöhen die Masse an Muskeln. Diese reagieren auf Insulin und können Glukose aufnehmen – unterm Strich verbessert sich die Blutzuckertoleranz.

Die Knochendichte

Je stärker ein Knochen belastet wird, desto stabiler wird er. Eine Messung an Squash-Spielerinnen in Finnland ergab eine mehr als 15 Prozent höhere Knochenmasse. Körperliche Bewegung führt zu einer vermehrten Einlagerung von

Kalziumionen in die Knochen und macht diese stärker. Der Effekt hängt direkt mit den Jahren des Trainings zusammen.[10]

Die Regulation der Körpertemperatur

Wir kommen mit einem eingebauten Thermostat auf die Welt. Ganz gleich, ob es um uns herum kühl ist oder schwül – der Körper ist stets in der Lage, seine Betriebstemperatur von ungefähr 37 Grad Celsius zu halten. Der Schweißausbruch kühlt uns ab; das Frösteln erwärmt uns. Diese Thermoregulation ist verknüpft mit dem Flüssigkeitshaushalt und der aeroben Kapazität – das alles sind Faktoren, die durch körperliche Bewegung veränderbar sind.

Zusammensetzung der Blutfette

Ohne Cholesterin kann der Körper nicht existieren. Gut also, dass er Cholesterin selbst herstellen kann, wenn es in der Nahrung fehlt, und dorthin schafft, wo es benötigt wird: im Gehirn etwa. Das menschliche Denkorgan besteht zu 10 bis 20 Prozent aus Cholesterin (bezogen auf die Trockenmasse). Die wachsartige Substanz kann nicht alleine im Blut zirkulieren, vielmehr wird sie von bestimmten Proteinen transportiert. Diese Einheiten aus Protein und Cholesterin heißen Lipoproteine. Ist die Konzentration bestimmter Lipoproteine im Blut abnorm erhöht, so gilt das als Risikofaktor für Herz-Kreislauf-Erkrankungen.[11] Der amerikanische Arzt William Kraus hat nachgewiesen: Nicht besonders intensive, sondern möglichst lange körperliche Aktivität vermag die Beschaffenheit der Lipoproteine günstig zu verändern. Konkret zeigte er: Wer in der Woche insgesamt zwölf Meilen (19,2 Kilometer) joggt, der reduziert deutlich die Zahl der kleinen (und eher ungünstigen) Lipoproteine. Läufer, die in der Woche auf 20 Meilen (32 Kilometer) kommen, haben einen noch größeren Effekt.[12]

Blutdruck

Er beschreibt jenen Druck, der in den Gefäßen und im Lungenkreislauf herrscht. Festgelegt wird er einerseits durch die Herzleistung und andererseits durch den Gefäßwiderstand sowie durch die Viskosität des Blutes. In mehr als 50 Studien haben Mediziner nachgewiesen, dass regelmäßiges Ausdauertraining den Blutdruck senken kann. Dabei kann man es gemächlich angehen lassen; auch schon Bewegungen im Alltag verringern den Blutdruck. Für Menschen mit krankhaft hohen Werten wirkt die Bewegung also wie ein bewährtes Hausmittel – das seltsamerweise nicht sonderlich geschätzt wird. Einerseits würden sich betroffene Menschen oftmals nicht zur Bewegung aufraffen, sagt Hans-Georg Predel vom Institut für Kreislaufforschung und Sportmedizin an der Deutschen Sporthochschule Köln. Zum anderen liege es an den behandelnden Ärzten, da diese »häufig an der Effektivität der nicht medikamentösen Maßnahme zweifeln bzw. eine unzureichende Expertise in der therapeutischen Umsetzung der Lebensstil-Modifikation haben«.[13]

Biomarker offenbaren das biologische Alter

Die Gruppe um den Arzt Rosenberg hat bereits vor einigen Jahren ein Programm zur Veränderung der Biomarker entwickelt und es an völlig untrainierten Menschen ausprobiert.[14] Es ist ein Mix aus moderatem Ausdauertraining

(schnelles Gehen etwa oder Radfahren) und leichten Kraft-
übungen, die man zu Hause durchführen kann. Ein ums
andere Mal haben die Bewegungsforscher beobachtet: Wer
die Übungen 16 Wochen lang befolgt, der verändert unweigerlich seine Biomarker. Diese sind aber weniger als Risikofaktoren zu verstehen, sondern als Messpunkte, anhand
derer man dokumentieren kann, wie die Bewegung den
Körper zum Guten verändert.

Stellen Sie sich vor, Sie würden Ihr Alter nicht kennen. So
erging es Leroy »Satchel« Paige, jenem legendären Baseballspieler in den USA, der seine große Zeit Anfang des vorigen
Jahrhunderts hatte. Paige wuchs in einem Slum in Alabama
auf, nicht einmal seine Eltern hatten sein Geburtsdatum
notiert. Sein Alter, so pflegte der Werfer zu sagen, möge
man anhand seiner jeweiligen Leistung auf dem Baseball-
feld schätzen: Demnach alterte Paige kaum, seine Karriere
jedenfalls überspannte drei Jahrzehnte.

Was dem Baseballspieler die Würfe waren, das sollten
uns die Biomarker sein. Diese verraten, wie alt wir sind,
wenn wir unser chronologisches Alter außer Acht lassen.
Wem das Urteil der Biomarker nicht gefällt, der kann es ändern: durch körperliche Bewegung.

Kapitel 6

Was das Herz begehrt

Vor einer Generation noch bekamen Menschen, die einen Herzinfarkt erlitten und überlebt hatten, bis zu sechs Monate Bettruhe aufgebrummt. Gehen und Laufen, so die Furcht der Ärzte, würde nur weitere Infarkte auslösen.

Diese Denkart war noch wie in Granit gemeißelt, als der damalige US-Präsident Dwight Eisenhower im September 1955 einen Herzinfarkt erlitt. Der schwer gezeichnete Politiker bekam einen Kardiologen namens Paul Dudley ans Krankenbett bestellt.

Dudley und Eisenhower gaben sich überzeugt, dass der Präsident den schweren Infarkt überwinden und noch lange leben werde. Andere Ärzte und weite Kreise der Öffentlichkeit waren da skeptischer – erst recht, als die Methoden des neuen Leibarztes bekannt wurden. Der entpuppte sich als Fitnessjünger, als ein Kauz, der mit dem Rad zur Arbeit fuhr. Schonung hielt Dudley für Unfug, vielmehr verschrieb er körperliche Bewegung zur Vorbeugung und Behandlung von Herzerkrankungen. Das galt auch für seinen präsidialen Patienten. Bald erschienen in den Zeitungen unerhörte Fotos: Herzpatient Eisenhower beim Golfspiel! Der deutschstämmige Politiker erholte sich so gut, dass er zur Wiederwahl antreten konnte. Er gewann und diente noch eine zweite Amtszeit als Präsident der Vereinigten Staaten.

Seither hat die körperliche Bewegung in der Kardiologie einen festen Platz. Die einzig wirksame Maßnahme, um das Herz jung und fit zu halten, ist die regelmäßige körperliche Aktivität. »Bereits zwei bis drei Einheiten Ausdauersport pro Woche können die Gefahr für einen vorzeitigen Herzinfarkt drastisch reduzieren«, sagt der Arzt Helmut Gohlke vom Herzzentrum Bad Krozingen.[1] Wer regelmäßig zu Fuß geht und die Ausdauer trainiert, der senkt das Risiko einer Herzerkrankung um 35 bis 37 Prozent. Und wer zusätzlich noch das Rauchen aufgibt, Körperfett reduziert und auf eine gesündere Ernährung umstellt, der drückt das Risiko für eine koronare Herzkrankheit um 83 Prozent.[2]

In diversen Studien haben Forscher die Ausdauerleistung von Testpersonen dokumentiert und dann verfolgt, wer wie lange lebte: Je niedriger die Fitness, desto früher der Tod. Körperlich schlapp zu sein ist diesen Untersuchungen zufolge so schädlich wie Rauchen.

Erfreulicherweise ist das kein Fanal. In einer Studie wurden Männer nach durchschnittlich fünf Jahren noch einmal getestet. Einige hatten sich von unfit nach fit verändert – und auf diese Weise ihre Mortalität um 44 Prozent verringert.[3]

Sport als Herzmittel

Die koronare Herzkrankheit ist gekennzeichnet durch eine mangelnde Blutversorgung von Herzkranzgefäßen (Koronarien), zumeist ausgelöst durch eine Gefäßverkalkung

(Arteriosklerose). Dauert die Blutleere länger als zwanzig Minuten, beginnen die Zellen in den betroffenen Arealen abzusterben (Infarkt). Fast jeder zweite Mensch in der westlichen Welt stirbt an einer Herz-Kreislauf-Erkrankung.

Doch gerade bei diesen Leiden hat sich die Bewegung zu einem Therapeutikum gemausert, das mindestens so wirksam wie ein gutes Medikament sein kann. In Deutschland haben sich Frauen und Männer mit chronischen Herzkrankheiten in mehr als 6000 Herzsportgruppen zusammengefunden.[4] Unter medizinischer Kontrolle bewegen diese Patienten sich – und werden überreich belohnt. Denn eine Auswertung von 48 Studien mit 8940 Herzpatienten hat bewiesen: Training verringert die Sterblichkeit um 20 Prozent, die Sterblichkeit bezogen auf Herzerkrankungen um 26 Prozent.

Auch haben Herzsportler deutlich weniger Infarkte und müssen seltener Bypass-Operationen und Eingriffe mit dem Ballonkatheter (um eine verengte Stelle im Gefäß zu weiten) über sich ergehen lassen. Der Effekt des Trainings ist dem Kardiologen Hambrecht zufolge so ausgeprägt wie bei etablierten Medikamenten (etwa ACE-Hemmer nach Infarkt) – kommt aber ganz ohne pharmakologische Nebenwirkungen aus.[5]

Sanfter Sport greift punktgenau in viele Körpervorgänge ein, lenkt sie in die rechten Bahnen und wirkt dabei verträglicher und weitaus umfassender, als dies eine Pille könnte. Die Konzentration unerwünschter Blutfette sinkt; der Blutdruck wird wohltuend beeinflusst; die Muskelzellen sprechen besser auf Insulin an.

Die Gerinnung und die Zähflüssigkeit (Viskosität) des Blutes und der Blutplättchen werden ebenso zum Guten verändert. Während allzu starke körperliche Anstrengungen, ausgeführt nach jahrelangem Nichtstun, sogar die Gefahr eines Infarkts oder Schlaganfalls erhöhten, wirkt regelmäßiges Ausdauertraining wie Balsam auf das Blut. Dessen Neigung, zu verklumpen und gefährliche Blutpfropfen zu bilden, nimmt ab, und es ist nicht mehr so zähflüssig.

Aus letzterem Grund hilft körperliche Bewegung auch Menschen mit verengten Beinarterien und Durchblutungsstörungen in den Beinen. Die Betroffenen müssen oft Gehpausen einlegen, weshalb die Krankheit auch Schaufensterkrankheit genannt wird: Man nutzt den Notstopp, um sich die Auslagen anzugucken.

Doch gerade der Gebrauch der Beine führt aus diesem Kreislauf heraus. Systematisches Geh-Training verbessert die Belastbarkeit. In entsprechenden Studien vergrößerte sich die zurückgelegte Strecke, bis die Beine schmerzten, um 179 Prozent oder 225 Meter. Die maximale Strecke, bis die Probanden einfach nicht mehr weiter konnten, wurde um 122 Prozent oder 398 Meter länger.[6]

Eine weitere Übersichtsarbeit untersuchte, ob es für Gefäßpatienten besser ist, zu laufen oder sich einen Katheter weit in die Gefäße schieben zu lassen, dessen aufblasbare Spitze dann die Engstellen weitet: Die letztere Methode schien zwar geringfügig wirksamer, jedoch kann sie zu schweren Nebenwirkungen führen.

Andere Ärzte wiederum gingen der Frage nach, ob es für Gefäßpatienten ratsamer sei, sich operieren zu lassen, anstatt zu laufen: Beide Varianten waren gleich effektiv, aber das Schneiden an den Beingefäßen führte in 18 Prozent der Fälle zu unliebsamen Nebenwirkungen. Schließlich können auch gerinnungshemmende Medikamente das Geh-Training nicht schlagen. Die Einnahme von Pillen erhöht demnach die Zeitspanne, die man ohne Schmerzen gehen kann, um 38 Prozent. In der Gruppe der Geher indes steigerte sie sich um 86 Prozent.[7]

Mit einem Wort: Gehen ist wirksamer als jedes Medikament.

Bewegung bringt die Gefäße in Schwung

Das gesunde Funktionieren der Gefäße ist eine Wissenschaft für sich, und darin nimmt die Innenwand der Gefäße, das Endothel, eine Schlüsselrolle ein. Die dünne Zellschicht bürgt für den Austausch von Stoffen zwischen Blut und Gewebe und regelt den Spannungszustand (Tonus) der Gefäßmuskulatur. Eine Fehlfunktion des Endothels gilt als Frühstadium der Arteriosklerose: Plaque und Engstellen bilden sich in den Gefäßen.

Patienten mit koronarer Herzkrankheit haben sich vier Wochen lang auf dem Fahrrad ertüchtigt (jeden Tag sechsmal zehn Minuten) – und konnten auf diese Weise ihre Endothelfunktion wieder verbessern.[8] Dadurch wiederum wird die Durchströmung des Herzens verbessert. Es gilt also: Durch Sport kann man die beginnende Verkalkung seiner Gefäße umkehren.

Selbst wenn sich die Arteriosklerose schon ausgebreitet hat (das ist im Alter bei den meisten Menschen der Fall), ist Sport ein treffliches Gegenmittel. Der amerikanische Arzt Dean Ornish wurde in den 90er Jahren berühmt, weil er Hinweise darauf fand, dass regelmäßiges Ausdauertraining und eine fettarme Ernährung Engstellen in den Gefäßen wieder weiter und durchlässiger werden lassen (etwa um fünf Prozent).

Forscher in Göttingen haben in Tierversuchen bestätigt, dass Bewegung die Morphologie der Gefäße günstig beeinflusst. Dazu ließen sie Mäuse, die aufgrund einer genetischen Veränderung früh im Leben an Arteriosklerose erkrankten, drei Wochen lang auf dem Laufband trainieren (pro Woche fünfmal 60 Minuten). Dann fügten sie den Tieren eine Verletzung an der linken Halsschlagader zu, ließen sie weitere drei Wochen rennen, und untersuchten das Gefäßsystem: Im Unterschied zu untrainierten Kontrolltieren hatten die Rennmäuse weit weniger Kalkablagerungen und Engstellen. Überdies war die Wunde besser verheilt. Bindegewebszellen waren in die Arterienwand eingewandert und hatten diese stabilisiert.[9]

Der beteiligte Forscher Martin Halle, heute Ordinarius am Klinikum Rechts der Isar der Technischen Universität München, deutet die Ergebnisse so: »Körperliches Training kann eine Arteriosklerose nicht verhindern. Aber sie kann die von ihr bewirkten Komplikationen verringern.« Halle selbst nutzt diesen Effekt bereits: Jeden Sonntag um halb neun in der Früh startet der Arzt mit Freunden im Nymphenburger Schlosspark zum gemeinsamen Lauf.

Neue Adern durch Stammzellen

Körperliche Aktivität normalisiert nicht nur die biochemischen Kreisläufe, sondern lässt in Organen und Geweben neue Zellen und neue Blutgefäße heranwachsen. Herzkranke Menschen verbesserten durch ein Acht-Wochen-Training nicht nur die Pumpkraft, sondern sie züchteten sich dadurch offenbar neue Blutgefäße heran.[10] Diese sogenannten Kollateralen fördern die Ausbildung neuer Umgehungskreisläufe. Das könnte bedeuten: Durch maßvollen Ausdauersport legt man sich selbst Bypässe.

Die Entstehung solcher Umgehungskreisläufe wurde traditionell darauf zurückgeführt, dass zuvor unbenutzte winzige Nebenäste der Gefäße auf einmal in Dienst genommen werden oder dass Gefäße von außen in die nicht mehr durchbluteten (ischämischen) Winkel des Herzens hineinwachsen. Doch nun kommt ein weiterer Faktor hinzu: Stammzellen, die aus dem Knochenmark freigesetzt werden, haben offensichtlich das Potential, gezielt in ischämische Regionen einzuwandern und dort völlig neue Blutgefäße zu bilden. Dazu teilen sie sich an Ort und Stelle und werden dann zu Endothelzellen.

Gleich zwei Studien am Herzzentrum der Universität Leipzig haben nachgewiesen, dass körperliche Ertüchtigung die Zahl dieser Stammzellen nach oben schnellen lässt. Zu dem Team zählen neben Ärzten auch ein Sportlehrer und mehrere Molekularbiologen. Für herzkranke Patienten stehen Laufbänder, Fahrradergometer und ein Ultraschallgerät zur Untersuchung der Endothelfunktion bereit.

In der einen Studie haben die Leipziger geprüft, was passiert, wenn herzkranke Menschen auf dem Ergometer strampeln.[11] Einige der Testpersonen durften es locker angehen; andere mussten sich so lange bewegen, bis ihnen die Brust schmerzte. Die Schmerzen waren Folge der Sauerstoffunterversorgung im Herzmuskel.

In den zwei Tagen nach dieser einmaligen Anstrengung nahmen die Leipziger bei ihren Patienten insgesamt sechs Blutproben und untersuchten diese im Labor. Ergebnis: Bereits diese *eine* Portion Sport hatte zu einer vermehrten Freisetzung von Stammzellen aus dem Knochenmark geführt.

In der anderen Studie setzten die Leipziger 18 Männer

in Gang.[12] Diese hatten sich durch Zigarettenkonsum bei gleichzeitigem Nichtgebrauch der Muskulatur in einen beklagenswerten Zustand manövriert: Sie hatten Raucherbeine im Anfangsstadium. Entsprechend behutsam schritten sie nun voran: die Geschwindigkeit des Laufbandes war nur auf 3,5 Stundenkilometer eingestellt. Viele von ihnen waren nach 50 bis 200 Metern schon am Ende und klagten über Schmerzen in ihren blutleeren Beinen.

Insgesamt dauerte das Programm einen Monat. Fünfmal in der Woche galt es jeweils sechs Geh-Einheiten pro Tag bis zur Schmerzgrenze zu bewältigen. Diese Wanderkur bewirkte Wunderliches in den so malträtierten Körpern. Die Zahl der Stammzellen im Blut verdreifachte sich. Mehr noch: Diese Stammzellen hatten sich offenbar bereits darangemacht, das kaputte Gefäßsystem zu erneuern.

Damit war das Ergebnis der früheren Studie bestätigt: Bis in den leichten Ischämieschmerz hinein sollte der Gefäßkranke sich regen, um die Herstellung von Stammzellen anzukurbeln. Der Kardiologe Rainer Hambrecht deutet die Ergebnisse als Hinweis auf eine körpereigene Anpassungsreaktion: »Der Körper hilft sich mit diesem Mechanismus wahrscheinlich selbst und versucht, über die Freisetzung von Stammzellen aus dem Knochenmark die Ausbildung neuer Umgehungskreisläufe zu fördern.«[13]

Raucherbeine laufen wieder

Interessanterweise profitierten nicht nur jene Patienten, die bis an die Schmerzgrenze gegangen waren. Für Testpersonen mit Raucherbein und für herzkranke Probanden, die nicht so hart trainieren, gilt den Untersuchungen zufolge:

Die Zahl neuer Stammzellen erhöhte sich zwar nicht unmittelbar nach vier Wochen, aber nach drei Monaten kam es auch bei dem nicht-ischämischen Training zu einem Anstieg der Vorläuferzellen im Blut; bereits vorhandene Stammzellen wurden überdies aktiviert. Dadurch steigt deren Heilkraft, was »das Voranschreiten der Krankheit in der Tat bremsen kann«.[14]

Diese Effekte sind erstaunlich – und besser als das Herumtherapieren an den Symptomen mit aufwendiger Apparatemedizin. Das haben die Leipziger in einer weiteren Studie an 100 Männern gezeigt, deren Herzkranzgefäße schon zu 75 Prozent verengt waren.[15] Bei der einen Hälfte der Patienten weiteten die Ärzte Engstellen mit einem aufblasbaren Ballon (Ballondilatation, siehe auch Kapitel 14) und setzten Stahlröhrchen, so genannte Stents, in die verkalkten Gefäße. Den anderen verschrieben sie nichts als Training, jeden Tag 20 Minuten auf dem Fahrrad-Ergometer (bis 70 Prozent der Belastungsgrenze).

Nach einem Jahr zogen die Kardiologen Bilanz: Von den Radlern waren 88 Prozent ohne klinische Ereignisse (etwa Herzkatheteruntersuchung wegen erneuter Beschwerden oder gar Myokardinfarkt) geblieben – bei den Stent-Patienten traf das nur auf 70 Prozent zu. Etlichen Patienten aus der zweiten Gruppe mussten noch mehr Stents eingesetzt werden, und überdies lagen sie viel häufiger mit schmerzendem Brustkorb im Krankenhaus.

Das sanfte Herztraining war im Übrigen nicht nur segensreicher, sondern auch finanziell viel günstiger: Für jeden Radler entstanden Behandlungsausgaben in Höhe von 3429 US-Dollar, ein träger Stent-Patient hingegen verursachte Kosten in Höhe von 6956 US-Dollar.[16]

Frische Kraft für müde Herzen

Die Vorstellung, Menschen mit pumpschwachem Herzen sollten den Rest ihres Lebens im Sessel verbringen, ist ebenfalls vollkommen überholt. Dabei würden nicht nur Ärzte intuitiv dazu neigen, solchen Patienten Ruhe zu gönnen. Diese nämlich japsen schnell nach Luft, sind müde, und ihre Beine werden beim Gehen dick. Das Leiden kann durch Entzündungen des Herzmuskels, durch Herzklappenfehler und durch koronare Herzerkrankung entstehen.

Bis in die 70er Jahre hinein sah der ärztliche Rat für diese Patienten Bettruhe vor. Andernfalls werde das Herz so überfordert, dass seine Minderleistung selbst bei Ruhe nicht mehr ausgeglichen werden könne: Atemnot und Wasseransammlungen in den Beinen würden sich dann sogar einstellen, wenn sich der Patient gar nicht bewegt.

Inzwischen ist aus Teilen der Ärzteschaft zu hören, genau das Gegenteil sei wahr. Das Umdenken begann, als den Gelehrten auffiel, dass zwischen der Schwäche des Herzens und der körperlichen Belastbarkeit gar kein unmittelbarer Zusammenhang besteht. Vielmehr erwies sich die chronische Herzinsuffizienz als eine Erkrankung, die von unterschiedlichsten Vorgängen im Körper beeinflusst wird. Offenbar geht sie einher mit krankhaften Veränderungen in der Skelettmuskulatur. Die Patienten leiden unter Muskelschwund und sind kraftlos. Folglich sollten sie ihre Muskelfasern durch Schonung nicht weiter verkümmern lassen, sondern anregen. Nach diesem neuen Konzept, so der Kardiologe Hambrecht, »wird durch körperliche Schonung die Progression der Erkrankung also nicht verhindert, sondern beschleunigt«.[17]

Wie vom neuen Krankheitsverständnis vorhergesagt, hat

sich moderate Bewegung als gutes Heilmittel erwiesen. In mehr als 25 Studien kam heraus: Ertüchtigung verbessert den Ruhepuls, erhöht die maximale Sauerstoffaufnahme und senkt den systolischen Blutdruck. Die meisten Teilnehmer dieser Studien nahmen Medikamente gegen ihre Herzschwäche. Zusätzlich zum pharmakologischen Effekt kam nun die Wirkung der Bewegung hinzu. Diese verbesserte die Belastbarkeit um 15 bis 20 Prozent. Diese Steigerung mag moderat erscheinen, doch kann sie den entscheidenden Unterschied ausmachen, der das Leben eines Erkrankten wieder lebenswert macht.

Wem es zu langweilig erscheint, auf dem Laufband zu traben, der kann auch Walzer tanzen. Italienische Forscher haben Menschen mit chronischer Herzinsuffizienz einen Tanzkurs verschrieben, der insgesamt acht Wochen dauerte. Die Frauen und Männer trafen sich jede Woche dreimal im Turnraum eines Krankenhauses. Etwa 20 Minuten lang tanzten sie mal zu langsamen, mal zu schnelleren Rhythmen. Die Auswirkungen auf die maximale Sauerstoffaufnahme und die Belastbarkeit waren beachtlich und so groß wie die Verbesserungen in einer Kontrollgruppe, in der die Patienten mit Fahrradergometer, Stepper und Laufband trainiert hatten. Allerdings waren die Tänzer deutlich stärker angetan von ihren Walzerstunden als die Trimmer von ihren Besuchen im Sportstudio – wie es sich für einen Tanztee gehört, wurde wohl viel gelacht und sogar geflirtet.[18]

Körperliche Aktivität verbessert freilich nicht nur die Lebensqualität, sondern sie lässt auch die Sterblichkeit von Menschen mit Herzinsuffizienz sinken, wie eine Übersichtsarbeit zu 801 Patienten ergeben hat. 406 von ihnen trieben keinen Sport: in dieser Gruppe waren 105 Patienten nach knapp zwei Jahren tot, also 26 Prozent. In der Trainings-

Wie bei der Pumpschwäche des Herzens kann körperliche Aktivität auch bei Atemwegserkrankungen wie Asthma und chronischer Bronchitis einen Ausweg aus dem Teufelskreis von Schonung und schlimmer werdenden Symptomen bieten. Schätzungen zufolge leiden bis zu zehn Prozent der Kinder in Deutschland unter Asthma bronchiale, jener chronisch entzündlichen Erkrankung der Atemwege: Das Funktionieren der Lunge wird durch immer wiederkehrende Atemnotanfälle eingeschränkt. Durch allergische Stoffe und körperliche Anstrengung in Kälte können sich die Bronchien urplötzlich verengen. Sie sondern einen zähen Schleim ab, der sie regelrecht verstopft. Der Betroffene kann zwar noch Luft einatmen, aber kaum mehr ausatmen. Das führt zu den berüchtigten Beschwerden wie Husten und Atemnot.

Kinder, die unter Asthma leiden, werden oft vom Sportunterricht befreit und auch sonst zu Schonung angehalten – was zu den bekannten Nebenwirkungen führt: Die Muskulatur verkümmert, und die betroffenen Kinder gewöhnen sich eine flache Atmung an und werden noch schlapper.

Dabei sagen Experten wie Herbert Löllgen: Regelmäßiges Training ist ein treffliches Mittel, um das Befinden kleiner und großer Asthmatiker und die körperliche Belastbarkeit zu verbessern. Auf diese Weise wird die eigentliche Erkrankung zwar nicht kuriert – jedoch erhöht sich die Schwelle, bei der ein Asthmaanfall ausgelöst wird. Bevor Patienten das Training aufnehmen, sollten sie sich auf jeden Fall von kundigen Ärzten über die angebrachte Intensität aufklären lassen.

gruppe dagegen starben 88 von insgesamt 395 Probanden, also nur 22 Prozent.[19]

Die heilsamen Effekte der Bewegung kann man auch durch Untersuchung des Muskelgewebes nachweisen. Auch hier sind Mitarbeiter des Herzzentrums der Universität Leipzig führend. Sie ließen zwölf Menschen mit Herzmuskelschwäche sechs Monate lang Sport treiben: jeden Tag 20 Minuten Radfahren und 60 Minuten Walking oder

Ballspiele pro Woche. Anschließend entnahmen die Mediziner den Patienten Gewebeproben aus dem Beugemuskel des Oberschenkels.

Das Ergebnis vermeldeten die Leipziger im renommierten Fachmagazin *Circulation*: Im Vergleich zu elf passiven Herzpatienten hatte sich in den Sportlermuskeln die Aktivität sogenannter Radikalfängerenzyme deutlich erhöht. Diese Enzyme vernichten Sauerstoffradikale, die den Herzmuskel schädigen, und wirken sich günstig auf die Skelettmuskulatur aus. Einmal mehr hat sich gezeigt: Durch Fahrradfahren und Spazierengehen kann ein Herzpatient seine Krankheit direkt auf molekularer Ebene bekämpfen.[20]

Kapitel 7

Knochenarbeit bringt Segen

Wenn die Gelenke schmerzen und die Knochen weh tun, dann möchte man sich am liebsten ins Bett verkriechen. Orthopäden haben das lange Zeit genauso gesehen und strenge Ruhe verordnet. Menschen mit abgenutzten oder entzündeten Gelenken wurden mitunter sechs Monate lang ins Bett verbannt – um die angegriffenen Knorpel vor der endgültigen Zerstörung zu bewahren.

In Wahrheit haben die Liegekuren das Gegenteil bewirkt.

Körperliche Inaktivität ist nämlich Gift für die Gelenke. Sie lässt die Muskeln und damit deren Pufferwirkung schwinden: Erschütterungen schlagen zunehmend direkt auf die Knorpel durch, was deren Abrieb nur weiter beschleunigt. Dadurch treten Schmerzen auf, der Patient bewegt sich weniger, die Muskeln werden noch kleiner, die Knorpel noch kaputter – keine gute Entwicklung. Zum einen kann sie zur Einpflanzung eines künstlichen Gelenks führen. Zum anderen droht die vorzeitige Übersiedlung ins Altenheim. Nicht etwa Demenz oder die Folgen einer Herz-Kreislauf-Erkrankung sind der häufigste Grund dafür, dass Menschen sich dort in Pflege begeben müssen. Vielmehr sind es die pathologischen Veränderungen des Stütz- und Bewegungsapparats, die muskuloskelettalen Krankheiten.

Gleichwohl gibt es eine erbauliche Nachricht: Zwar wächst verlorener Knorpel nicht nach. Sehr wohl aber kann man Muskelmasse gezielt wachsen lassen. Auf diese Weise beugt man Gelenkerkrankungen nicht nur vor, sondern man erneuert und stärkt den maßgeblichen Schutzpfeiler der Gelenke.[1]

Training statt Prothesen

An rund 120 Stellen sind im Körper je zwei Knochen miteinander gelenkig verbunden, und leider ist es nicht immer eine unproblematische Liaison. Hinter dem Begriff Arthritis verbergen sich mehr als 100 verschiedene Gelenkkrankheiten; eine jede davon kann einem das Dasein vermiesen. Die Leiden zerfallen in zwei Kategorien: entzündlich einerseits, degenerativ andererseits. Die Arthrose gehört zur letztgenannten Sorte. Durch mechanische Belastung werden die Knorpel geschädigt, zumeist an Knie und Hüfte. Unter 34-Jährigen haben etwa 17 Prozent Arthrose, unter den über 65-Jährigen sind es mehr als 90 Prozent. Ist der Knorpel komplett weg, kann das Leiden voranschreiten: Gelenke werden unförmig, Knochen verdicken, Muskeln schwinden, in den Gelenkkapseln entstehen Entzündungen.

Der betroffene Mensch merkt das an den Schmerzen, die sich mit der Zeit einstellen. Zunächst tut es nur weh, wenn man die betroffenen Gelenke bewegt oder auf sie drückt. Mit der Zeit geht die Pein jedoch nicht mehr weg, und überdies schwellen die Gelenke an. Zu diesem Zeitpunkt drosseln viele Patienten intuitiv das Ausmaß an körperlicher

Aktivität – und verschlimmern dadurch ihre Gelenkkrankheit unwissentlich.

Allein um schmerzende Kniegelenke ist eine Industrie entstanden: Entweder es werden Arthritismedikamente verschrieben, oder es werden künstliche Kniegelenke eingesetzt. Die Forscherin Miriam Nelson von der Tufts University in Boston jedoch glaubt herausgefunden zu haben, dass es auch ganz anders geht: Geplagte Patienten können sich selbst womöglich am besten helfen – indem sie die Muskeln ihrer schmerzenden Beine gezielt kräftigen.

Mit ihren Kollegen hat Nelson ein 16-Wochen-Training entwickelt, das man mit einem Stuhl und leichten Gewichten an den Knöcheln zu Hause durchführen kann.[2] Erprobt haben die Forscher es an 46 Menschen, deren Knie fast jeden Tag schmerzten und die nur noch unter Mühen gehen oder Treppen steigen konnten. Die eine Hälfte von ihnen wurde von der jungen Doktorandin Kristin Baker zu Hause aufgesucht und darin unterwiesen, wie das moderate Training durchzuführen sei. Die anderen Teilnehmer erhielten ebenfalls Hausbesuche, aber nur in der Form, dass Kristin Baker mit ihnen über die Krankheit sprach und versuchte, die Patientinnen durch gutes Zureden aufzurichten (Placebogruppe).

Der Vergleich der beiden Gruppen hat ergeben: Die Menschen der Trainingsgruppe berichteten über deutlich weniger Schmerzen und konnten 17 verschiedene körperliche Aufgaben weitaus besser bewältigen als die inaktiven Kontrollpersonen. In Zahlen ausgedrückt: Bei Abschluss der Studie nach vier Monaten war die Schmerzintensität in der Placebogruppe um zwölf Prozent gesunken – in der Gruppe der körperlich Aktiven waren es 43 Prozent. Die Funktionstüchtigkeit wurde durch das Training um 44 Prozent erhöht (doppelt so viel wie in der Placebogruppe), was die Forscher auf die Verbesserung der Muskulatur zurückführen: Die Kraft in den Muskeln der Oberschenkel war im Durchschnitt um 71 Prozent gestiegen.

»Auf einmal konnten Leute, die Alltagsaktivitäten aufgrund ihrer Arthrose als immer schwieriger und schmerzhafter empfanden, wieder am Leben teilnehmen, wie es ihnen jahrelang nicht mehr möglich war«, berichtet Miriam Nelson. Die Teilnehmer des Trainingsprogramms »waren besser als zuvor in der Lage zu gehen, Treppen zu steigen, zu sitzen und zu stehen. Und sie schliefen wieder besser.«

Der wegweisenden Studie lassen sich heute viele weitere zur Seite stellen. Eine große Erhebung an 786 Patienten mit verschlissenen Kniegelenken etwa hat bestätigt, dass die Kräftigung der das Gelenk umgebenden Muskulatur gegen Schmerzen hilft. Dazu brauchten die Testpersonen jeden Tag bloß 20 bis 30 Minuten gezielte Übungen mit elastischen Bändern auszuführen.[3]

Es ist nicht nur die Pein, die sich aus den bewegten Knien verflüchtigt. Die Gelenke lassen sich auch wieder viel besser einsetzen, wie eine weitere Untersuchung, diesmal an 250 Patienten, ergeben hat. Die Teilnehmer dieser Studie waren älter als 60 Jahre, hatten jeden Tag Kniebeschwerden, waren aber noch nicht schlimm erkrankt. Sie konnten alleine aus dem Bett aufstehen und zum Tisch gehen. Sie waren in der Lage, die Toilette zu benutzen, sich zu waschen, anzukleiden und zu essen. Für die Studie wurden sie drei etwa gleich großen Gruppen zugelost. Die Probanden der ersten Gruppe gingen dreimal in der Woche schnell spazieren. Nachdem sie das drei Monate lang unter Anleitung durchgeführt hatten, wurden sie gebeten, dieses leichte Ausdauerprogramm zu Hause weiterzuführen.

Die Testpersonen der zweiten Gruppe wiederum wurden drei Monate angeleitet, wie man an einer Kraftmaschine neun bestimmte Übungen ausführt. Auch sie sollten noch drei Monate lang das erlernte Programm zu Hause weiterführen. Schließlich gab es noch eine dritte Gruppe, zur Kontrolle. Ihre Mitglieder erhielten allgemeine Informationen zur Arthrose, aber sie bekamen keine Bewegung verschrieben. Nach etwas mehr als einem Jahr wurden alle daraufhin untersucht, inwiefern sie die Tätigkeiten des täglichen Lebens noch verrichten konnten.

Ergebnis: In der Kontrollgruppe verloren 53 Prozent der Menschen ihre Selbständigkeit. In den beiden Übungsgruppen war dies nur bei 37 Prozent der Fall, ganz gleich, ob sie Krafttraining gemacht hatten oder das Wanderprogramm. Und je gewissenhafter trainiert wurde, desto größer war der Erfolg im Einzelfall. Wenn alle mitgemacht hätten, wäre der gute Effekt noch viel größer gewesen. Doch nach zehn Monaten rafften sich nur noch 54 Prozent der Untersuchten zu den Übungen auf. Die Abbrecher verdarben den Schnitt der Studie und, weit schlimmer noch, ihre eigene Gesundheit.[4]

Ein Blick in die Literatur zur Arthrose des Knies legt nahe: Es ist gar nicht so wichtig, was für Übungen man ausführt. Vielmehr geht es darum, *dass* man aktiv wird. Dazu taugen schon moderate Bewegungen, wie etwa chinesisches Schattenboxen (Tai Chi), ausgeführt an drei Tagen in der Woche[5]. Bereits nach neun Wochen gehen die Schmerzen zurück, und auch die Beweglichkeit der Gelenke wird besser. Für die Arthrose der Hüfte wurden zwar noch nicht so viele Studien durchgeführt, jedoch hat sich die Bewegung auch in diesen Fällen als segensreich erwiesen.

Rennen ohne Reue

Dass viele Menschen dem Niedergang der eigenen Gelenke untätig zusehen, anstatt aktiv zu werden, führt der Allgemeinmediziner Beat Knechtle vom Gesundheitszentrum in St. Gallen auf falsche Vorstellungen in der Bevölkerung zurück. In ihr gebe es »das große Vorurteil, dass Laufen zu einer vorzeitigen Arthrose führt«. In den Journalen der Medizinforscher mehren sich gerade die Fachartikel, die auf das Gegenteil hinweisen: Nicht die Menschen, die durch den Stadtpark joggen, ruinieren sich die Knie. Tatsächlich haben die Inaktiven und Übergewichtigen, die einen großen Teil ihres Daseins liegend und sitzend verbringen, deutlich häufiger abgeriebene Knorpel in den Knien.

Entscheidend ist, welche Art von Ertüchtigung man praktiziert. Sportarten wie Fußball oder etwa Skifahren gehen im Zweifel auf die Knie; aber nicht wegen der Bewegung, sondern wegen der erhöhten Gefahr von Gelenksverletzungen, Meniskusschäden und Kreuzbandrissen. Vor allem eifrig ausgetragener Wettkampfsport steigert die Wahrscheinlichkeit einer frühzeitigen Arthrose. Ärzte haben die Knie von 117 ehemaligen männlichen Spitzensportlern zwischen 45 und 68 Jahren inspiziert und sind auf ziemlich viele Schäden gestoßen: 14 Prozent der untersuchten Fußballer hatten eine Arthrose, bei den Gewichthebern traf das auf 31 Prozent zu. Das Sportschießen indes erwies sich dagegen als wohltuende Betätigung: Nur drei Prozent der Schützen hatten verschlissene Knie.

Wer sich von Sportarten mit Verletzungsrisiko fernhält, für den ergibt sich ein ähnlich günstiges Bild. Offenbar kann man sogar 40 Jahre lang jede Woche 20 bis 40 Kilometer laufen, ohne Schäden befürchten zu müssen, wie eine

Untersuchung von 27 Langstreckenläufern ergab. Im Vergleich zu ebenso vielen Nichtläufern wiesen sie an Hüft-, Knie- und Sprunggelenk keinerlei Anzeichen für eine Arthrose auf. Ähnliches fand man an Läufern mit einem mittleren Alter von 63 Jahren. Diese wurden nach fünf Jahren untersucht – abermals keine Hinweise auf erhöhten Knorpelverlust.

Umgekehrt werden Menschen vergleichsweise häufig von der Arthrose heimgesucht, wenn sie aufgrund von Sesshaftigkeit allzu viel Fettgewebe mit sich herumschleppen. Mehr als 45 Prozent der Patienten mit einer schweren Arthrose im Kniegelenk haben überdurchschnittlich viele Kilos am Leib, und Studien haben herausgefunden, dass damit das Übel beginnt. Das Übergewicht besteht vor dem Knieschaden und nicht umgekehrt. Das gilt auch für die Hüfte: Ein deutliches Übergewicht im Alter von 40 Jahren erhöht die Wahrscheinlichkeit, an einer Arthrose des Hüftgelenks zu erkranken – bisweilen hält es die Belastung auf Dauer nicht durch und muss eines Tages gegen ein künstliches ausgetauscht werden.

Die Weichen stellen wir in den Jahren so um die 40. Wer in dieser Lebensphase mit dem Laufen aufhört, um seine Knochen zu schützen, bewirkt genau das Gegenteil. Bei gleicher Intensität verbrennt das Laufen deutlich mehr Fett als etwa das Radfahren, verringert schneller das Gewicht – und entlastet auf diese Weise die Gelenke.

Alles in allem dürfte selbst ausgedehntes Laufen den Gelenken eher nützen als schaden, resümiert Beat Knechtle. »Denn wer sich regelmäßig bewegt, hält sein Gewicht und damit die Dauerüberlastung seiner Gelenke in Grenzen, kräftigt seine Stützmuskulatur und trainiert oder erhält gleichzeitig die physiologische Gelenkbeweglichkeit.«[6]

Selbst wer bereits unter arthrosebedingten Schmerzen an Knien und auch Wirbelsäule leidet, kann Studien zufolge jeden Tag einen Waldlauf machen: Die Arthrose schreitet dadurch nicht schneller voran als bei inaktiven Menschen mit vergleichbaren Schäden. Wer aber stark übergewichtig ist oder fehlgestellte Gelenke hat, der sollte es gemächlicher angehen: anstelle von Jogging lieber Rad fahren oder Walken.

Rastlos gegen Rheuma

Im Unterschied zur Arthrose, die durch Abnutzung ausgelöst wird, ist die rheumatoide Arthritis eine chronisch-entzündliche Gelenkkrankheit. Sie ist mit pathologischen Vorgängen im gesamten Körper verbunden, schlägt aber zumeist auf eines oder mehrere Gelenke. Wenn betroffene Menschen zum Arzt gehen, dann können 50 Prozent von ihnen die Handgelenke bereits nicht mehr wie gewohnt einsetzen. In den ersten zwei Krankheitsjahren werden bei vielen Patienten die großen Gelenke befallen, oftmals verbunden mit schlimmen Folgen. Schmerzen, Schwellungen und Steifigkeit rauben ihnen die Möglichkeit zu körperlicher Betätigung – mit den bekannten Symptomen: Rheumatikern schwindet oftmals die Muskelkraft; sie sind 30 bis 70 Prozent schwächer als gesunde Menschen. Herz- und Lungenfunktion werden schlechter, die Ausdauerleistung liegt um 50 Prozent niedriger.

Krankengymnastik unter Aufsicht war lange Zeit die einzige Aktivität, die man den betroffenen Menschen erlaubte. Die Gymnastik verbesserte zwar die Beweglichkeit der entzündeten Gelenke, war jedoch nicht angetan, die schlechte Fitness vieler Rheumatiker zu verbessern. Dazu hätte es körperlicher Bewegung in einem Ausmaß bedurft, das man den Patienten nicht zumuten wollte. Zu groß war die Furcht, entzündete Gelenke würden nur noch stärker beschädigt.

Diese Sorge hat sich als unbegründet erwiesen. Aus zahlreichen Studien wird inzwischen ersichtlich: Kraft- und Ausdauertraining lindern Beschwerden des Gelenkrheumatismus, ohne dass »hierdurch ein Anstieg der Erkrankungsaktivität oder eine Zunahme der Gelenkdestruktion zu befürchten wäre«, berichtete der Orthopäde Stefan Gödde vom Universitätsklinikum des Saarlandes in Homburg.[7] Die meisten Studien beziehen sich auf Menschen mit leichten bis mäßigen Beschwerden. Holländische Forscher etwa haben die Verläufe von mehr als 300 Rheumatikern über einen Zeitraum von zwei Jahren verfolgt. Eine Gruppe erhielt die Standardtherapie, für die andere stand zweimal in der Woche Bewegung auf dem Programm: 20 Minuten strampeln auf dem Fahrrad-Ergometer, 20 Minuten Training für die Muskeln, zum Abschluss wurde 20 Minuten lang gespielt: Badminton, Fußball, Basketball oder Volleyball. Die Auswirkungen auf die Testpersonen haben die Ärzte alle sechs Monate untersucht: Der Gelenkrheumatismus wurde in den Sportgruppen nicht schlimmer. Im Gegenteil, durch die Ertüchtigung wurden womöglich Entzündungsreaktionen in den Gelenken gemildert. Der Verlust an Knochendichte war im Vergleich zur Kontrollgruppe verlangsamt. Es gab noch mehr bemerkenswerte Effekte. Nicht nur die Fitness der mobil gemachten Rheumatiker war deutlich gesteigert, auch das seelische Wohlbefinden war besser als zuvor.

Mit Fitness gegen Fibromyalgie

Die Fibromyalgie ist ein Rätsel der Heilkunde. Die einen Ärzte bestreiten ihre Existenz als eigene Krankheit und vermuten, die Betroffenen hätten eher psychische Probleme. Die anderen Mediziner indes halten diesen Weichteilrheumatismus für ein übersehenes Volksleiden. Presseberichten zufolge leiden alleine in Deutschland mehr als eine Million Menschen unter mysteriösen Ganzkörperschmerzen, 90 Prozent von ihnen sind Frauen. Sie ermüden auffallend schnell, haben wenig Muskelkraft und klagen über Schlafstörungen, Kopfweh oder etwa Konzentrationsschwächen. Die Symptomatik deutet darauf hin, dass sich die Betroffenen zu wenig bewegen. Denkbar ist aber auch, dass die allgemeine Abgeschlafftheit eine Folge der Fibromyalgie ist. Zur Diagnose des Leidens dienen 18 definierte Punkte am Körper, die Tender Points. Sie sind morphologisch nicht tastbar, sollten aber schmerzen, selbst wenn man nur leicht auf sie drückt. Ein Beweis für eine Erkrankung ist diese Art der Diagnostik allerdings nicht.

So unbekannt die Ursache der Beschwerden, so unklar ist die Art der Behandlung. Der eine Mediziner steckt die Weichteilrheumatiker ins Moorbad, der andere schickt sie in die Kältekammer – helfen tut beides meistens nicht. Allerdings wird eines deutlich: Bewegung scheint die Beschwerden merklich zu lindern. In vier Studien wurde der Effekt von Ausdauertraining dokumentiert: Während sich die Fitness steigerte, ließen die eigentümlichen Leibschmerzen nach. Offenbar bietet die körperliche Ertüchtigung den Patientinnen einen Ausweg aus ihrer vertrackten Situation. Die hinzugewonnene Muskelkraft verscheucht die Müdigkeit; sie hilft, den Alltag besser zu meistern – und bessert auf diese Weise auch die seelische Verfassung. Denn die betreffende Person hat am eigenen Leib gespürt: Durch körperliche Aktivität kann man seine Schmerzen verringern und ist ihnen nicht mehr so ausgeliefert.[8]

Müde werden wieder munter

Für einen weiteren wenig verstandenen Komplex von Symptomen hat sich die Bezeichnung Chronisches Müdigkeitssyndrom oder CFS (für *Chronic Fatigue Syndrome*) eingebürgert. Die Betroffenen selbst berichten von schwerer körperlicher und geistiger Erschöpfung. Hält diese sechs Monate oder länger an, und gibt es dazu noch weitere Anzeichen wie Schlafstörungen, Kopfschmerz oder etwa Muskelschwäche, sind die Kriterien für eine CFS-Diagnose erfüllt. Früher führte man die Symptome auf eine Infektion mit einem Virus zurück, wofür man aber nie Belege fand.

Seit einiger Zeit rückt diese noch wenig verstandene Erkrankung in das Sichtfeld der Bewegungsmediziner. Zum einen, in puncto Fitness und Muskelkraft sind sich CFS-Patienten und körperlich inaktive Menschen in einem erstaunlichen Maß ähnlich. Zum anderen haben Forscher im Kernspin festgestellt, dass die Sauerstoffverwertung in den Muskeln von Menschen mit CFS gestört ist.[9] Diese Befunde haben Ärzte dazu bewogen, den Effekt von Bewegung auf die Krankheit zu messen. In einer Studie in England gingen CFS-Patienten zwölf Wochen regelmäßig wandern, fuhren Rad oder schwammen. Sie profitierten davon, in Schwung zu kommen: Mit steigender Fitness wurde das große Gähnen weniger. Selbst ein Jahr nach der Studie hielten die guten Effekte noch an.[10]

Muskelkraft macht den Knochen stark

20 Prozent der Frauen im Alter von über 50 Jahren haben krankhaft zerbrechliche Knochen – zu diesem Ergebnis käme man, wenn man sämtliche Damen dieses Alters einer Knochendichtemessung unterziehen würde, wie sie von Geräteherstellern, pharmazeutischen Firmen sowie manchen Apothekern und Frauenärzten propagiert wird.

Die Untersuchung der Knochen wird meist mit Röntgenstrahlen durchgeführt. Je dichter der Knochen ist, desto stärker werden die Röntgenstrahlen abgeschwächt, was mit Hilfe eines Computers ausgewertet werden kann. Die Ergebnisse werden mit einem Normwert, der Knochendichte eines 35 Jahre alten, gesunden Menschen verglichen. Sodann entscheiden willkürlich festgelegte Grenzwerte, ob die untersuchte Person den Stempel gesund oder krank aufgedrückt bekommt. Eine Osteoporose liegt demnach vor, wenn die Knochendichte ungefähr 20 bis 35 Prozent unterhalb des Normwertes liegt – oder mehr als 2,5 Standardabweichungen (SD) unter der Norm. Am Ende kommen Resultate heraus, die weiten Teilen der älteren Bevölkerung eine Osteoporose bescheinigen. Die von der Diagnose betroffenen Personen sollen dann Medikamente nehmen, welche die Dichte in ihren Knochen beeinflussen.

Das Konzept der Knochendichtemessung wäre großartig, wenn dadurch der eigentliche Zweck der teuren Veranstaltung erreicht würde: die Zahl der Knochenbrüche zu verringern. Doch genau danach sieht es leider nicht aus. Tag für Tag brechen sich ältere Menschen die Oberschenkelhälse oder Schulterknochen, obwohl der Wert ihrer Knochendichte laut Definition gar nicht im krankhaften Bereich liegt. Schätzungsweise 50 bis 70 Prozent der osteoporosetypischen Frakturen treffen Frauen, die keine nennenswerte Abnahme der Knochendichte aufweisen.[11]

Eine Fülle von Studien hat ergeben, dass beschwerdefreie Patienten, die an Knochendichtemessungen teilnehmen, davon gar keinen Nutzen haben. Zu dieser Erkenntnis sind unabhängig voneinander Forscher in Deutschland, USA und Schweden gekommen. Die Mitarbeiter des Büros für Technikfolgenabschätzung der University of British Columbia im kanadischen Vancouver haben einen umfassenden Bericht zu der Frage vorgelegt, ob das Diagnostizieren überhaupt etwas bringt. Das Urteil lautet: »Die wissenschaftliche Beweislage« spreche »nicht dafür, dass das Messen der Knochendichte bei gesunden Frauen nahe oder in der Menopause geeignet ist, um Knochenbrüche in der Zukunft vorherzusagen.«[12] Folgerichtig wurde die Knochendichtemessung an beschwerdefreien Menschen vor einiger Zeit in Deutschland wieder aus dem Leistungskatalog der gesetzlichen Krankenversicherer gestrichen – ein Stück heillose Medizin weniger.

Ein Grund für die maue Bilanz sind die Osteoporosemedikamente. Der Verkaufsrenner ist Alendronat; es lagert sich in die Knochensubstanz ein und soll auf diese Weise die Knochendichte erhöhen. In einer Studie nahmen Frauen den Stoff vier Jahre lang. Angeblich verringert die Substanz das Risiko, einen Knochenbruch zu erleiden, um 56 Prozent.

Der amerikanische Arzt und Autor John Abramson hat sich die Studie jedoch näher angeschaut, um herauszufinden, was diese Zahl konkret bedeutet: Wie viele Hüftfrakturen wurden in der Studie tatsächlich verhindert? Die älteren Teilnehmerinnen, die keine Medikamente einnahmen, hatten eine Wahrscheinlichkeit von 99,5 Prozent, jeweils ein

Jahr ohne Hüftbruch zu leben. Bei jenen Frauen, welche Alendronat erhalten hatten, lag die Wahrscheinlichkeit bei 99,8 Prozent. Das heißt: Die tägliche Einnahme der Arznei verringerte das Frakturrisiko von 0,5 Prozent auf 0,3 Prozent. Das sehr bescheidene Ergebnis wurde ausgedrückt als relative Risikoabnahme von 56 Prozent.

Der Nutzen sieht im echten Leben dann so aus: 81 Frauen mit verringerter Knochendichte müssten das Medikament 4,2 Jahre lang kontinuierlich einnehmen (zu Kosten von 300 000 Dollar), um die Fraktur *einer* Hüfte zu verhindern.[13] Dieser teuer erkaufte Effekt könnte mit der Zeit möglicherweise verschwinden. Eine Zehnjahresuntersuchung der Substanz zeigte zwar, dass die Knochendichte zunahm. Allerdings konnte diese Langzeituntersuchung das eigentliche Ziel des täglichen Pillenkonsums gar nicht belegen: die Senkung des Risikos für einen Knochenbruch – das wäre aber nun einmal das eigentliche Ziel der Behandlung gewesen.[14]

Die Erklärung für den mangelnden Effekt: Die Dichte eines Knochens sagt nur bedingt etwas darüber aus, wie stabil er ist. Knochen bestehen aus einer Außenschicht (kortikaler Knochen), und vor allem diese wird bei der Knochendichtemessung erfasst. Die eigentliche Stabilität der großen Knochen wird jedoch durch die innere Struktur (trabekulärer Knochen) maßgeblich bestimmt. Substanzen vom Schlage des Alendronats wirken stärker auf kortikale Knochen als auf trabekuläre Knochen. Dadurch steigt zwar der Wert der Knochendichte – die Bruchfestigkeit des Knochens dagegen wird nicht nennenswert verbessert.

In Wahrheit entscheiden andere Dinge über die Frakturrate. Zum einen ereignen sich 95 bis 98 Prozent aller Knochenbrüche bei älteren Menschen, weil sie stürzen – ihnen fehlt es an Muskelkraft, Motorik und Trittsicherheit. »Anstatt von Osteoporose könnte man eigentlich von Sturzkrankheit reden«, sagt Eckhard Schönau vom Klinikum der Universität Köln. Zum anderen sind es die geometrische Form und die Masse, welche die Festigkeit eines Knochens bestimmen. Erfreulicherweise gibt es ein ungewöhnlich wirksames Mittel, das beide Faktoren günstig beeinflusst: die körperliche Bewegung.

Die Knochenmasse wird nämlich ganz maßgeblich durch die Muskelarbeit, die wir auf die Knochen einwirken lassen, bestimmt. Für die große Mehrheit der Menschen bedeutet das: Osteoporose ist keine schicksalhafte Stoffwechselkrankheit, sondern die Folge von jahrzehntelanger körperlicher Inaktivität. Wenn Frauenärzte und Hersteller von Hormonpräparaten die Veränderungen in den Wechseljahren für eine Osteoporose verantwortlich machen, dann lenken sie von der eigentlichen Ursache ab – und lassen das beste Gegenmittel ungenannt.

»Die Festigkeit unserer Knochen wird zu 80 Prozent durch unsere Muskulatur bestimmt«, sagt der Kölner Arzt Eckhard Schönau, einer der führenden Forscher auf dem Gebiet der Muskel-Knochen-Forschung. Den eminenten Einfluss der Muskulatur auf die Masse, aber auch auf die Form der Knochen hat der deutsche Anatom Julius Wolff im »Gesetz der Transformation der Knochen« beschrieben: Das Skelettsystem passt sich den äußeren Bedingungen, also Kräften an. In den 60er Jahren hat der amerikanische Orthopäde Harald Frost die Vorstellung, Knochen und Muskulatur bildeten eine physiologische Einheit, weiterentwickelt: Es gebe körpereigene Sensoren, die einwirkende mechanische Kräfte registrieren und das Knochenwachstum entsprechend anpassen. Hohe Kräfte beim Muskelaufbau, also körperliche Aktivität, bewirken Knochenaufbau. Geringe Kräfte, also körperliches Nichtstun, führen zu Schwund und Abnahme der Knochenfestigkeit.

Eckhard Schönau und Mitarbeiter haben 349 gesunde Kinder und Heranwachsende im Alter von fünf bis 19 Jahren per Computertomographie untersucht und dabei die Daten für die Knochen und Muskeln minutiös erfasst. Die Messwerte ließen sich nur auf eine elegante Formel bringen – und haben das Gesetz der Transformation bestätigt: Das Muskelsystem hat tatsächlich den größten Einfluss auf die Ausbildung der Knochen. Die postulierten Sensoren sind auch gefunden: Das Geflecht der Knochenzellen, die durch Zellfortsätze untereinander verbunden sind, ist in der Lage, mechanischen Zug und Druck zu registrieren und sich entsprechend anzupassen.[15]

Eine entscheidende Rolle spielt dabei auch, in welcher Geometrie die Knochen wachsen. Bei gleicher Dichte, Masse und Fläche kann ein Knochen viel stabiler sein als ein anderer, sofern er eine günstige Form hat (siehe Abbildung Seite 117). Die Zusammenhänge erklären übrigens auch, warum Menschen mit einem erhöhten Risiko für Knochenbrüche oftmals zugleich an Typ-2-Diabetes leiden – beide Erkrankungen werden ursächlich durch eine verkümmerte Muskulatur begünstigt.[16]

Die Ausformung der Knochen ist entscheidend für unsere Gesundheit. Bereits die erstaunlich kräftigen Bewegungen, ja sogar leichten Tritte des Kindes im Mutterleib zeigen, dass an den Knochen äußere Kräfte wirken müssen, sollen diese sich richtig entwickeln. Im Kindesalter ist es der Bewegungsdrang, der die Knochen stark macht. Für das ganze Leben gilt: Weder Milch noch Kalziumpräparate können die körperliche Ertüchtigung ersetzen. Wer sich normal er-

Wie die Form der Knochen deren Festigkeit beeinflusst

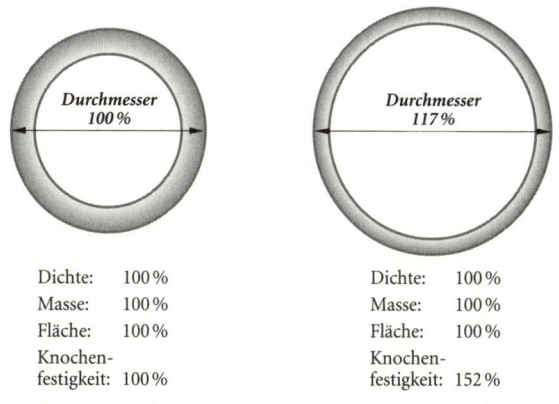

Dichte:	100%	Dichte:	100%
Masse:	100%	Masse:	100%
Fläche:	100%	Fläche:	100%
Knochen-festigkeit:	100%	Knochen-festigkeit:	152%

Quelle: Eckhard Schönau, Deutsches Ärzteblatt

nährt, der nimmt Kalzium in ausreichender Menge zu sich. Bei körperlicher Inaktivität wird der Stoff aber auch schnell wieder ausgeschieden. Wer das Kalzium lieber in seinen Knochen sieht, der sollte das Gesetz der Knochentransformation beherzigen – und seine Muskeln gebrauchen.

Ähnlich ist es mit den Medikamenten zur Veränderung der Knochendichte, die für bestimmte Patienten durchaus sinnvoll sein können. Bei Menschen mit schwerer Osteoporose etwa lindern sie die Schmerzen. Allerdings sollte ihre Einnahme stets mit körperlicher Aktivität einhergehen, sagt Eckhard Schönau: »Es gibt keine Pille, die das ausgleichen kann, was wir unterlassen.«

Viele Studien an Frauen nach den Wechseljahren haben in den vergangenen Jahren ein ums andere Mal bestätigt: Maßvolles Ausdauertraining und moderates Krafttraining stärken die Wirbelsäule. Und Frauen, die jede Woche vier Stunden spazieren gehen, haben statistisch gesehen seltener

Hüftbrüche als träge Vergleichspersonen. »Die Nachrichten zum Thema Gehen bleiben gut«, sagt Diane Feskanich vom Brigham and Women's Hospital in Boston. »Unsere Studie ist ein weiterer Beleg dafür, dass regelmäßige körperliche Bewegung Frauen entscheidend hilft, Hüftbrüche zu vermeiden.«[17]

Die Sportwissenschaftler Dieter Strass und Urs Granacher in Freiburg haben ein Programm entwickelt, das den Gleichgewichtssinn und die Motorik schult. 20 Teilnehmer im Alter von 60 bis 80 Jahren übten, auf einem Bein zu stehen, dann standen sie auf Kippbrettern und balancierten über auf dem Boden liegende Seile. All diese Aufgaben wären ihnen in der Kindheit lächerlich einfach vorgekommen. Jetzt, nach jahrzehntelangem Nichtgebrauch des Körpers, mussten sie diese eigentlich natürlichen Bewegungsabläufe neu lernen. Mit zwei Tests wurde dann das Ergebnis der Übungsstunden dokumentiert: Zum einen wurden die Unterlagen, auf denen eine Testpersonen gerade stand, plötzlich zur Seite weggezogen. Zum anderen wurde ein Laufband, auf dem gerade ein Proband trabte, überraschend abgestoppt. Im Unterschied zu Vergleichspersonen, die gar kein Training hatten, gerieten die Testpersonen seltener ins Stolpern. Die wieder gewonnene Trittsicherheit ist ein guter Schutz vor Stürzen.[18]

In einer weiteren, noch umfassenderen Analyse wurde in den USA das Befinden von knapp 10 000 Frauen über 65 untersucht, und zwar über einen Zeitraum von fünf Jahren. Diejenigen, die pro Woche etwa zwei Stunden lang ihren Körper trainierten, hatten 36 Prozent weniger Hüftfrakturen als träge Seniorinnen, vermeldete das Fachblatt *Annals of Internal Medicine*.[19]

In absoluten Zahlen ausgedrückt: Im Laufe eines Jahres

und bezogen auf 1000 Frauen gab es in der Gruppe der trainierten Frauen sechs gebrochene Hüften weniger als bei den trägen Frauen. Dieser Effekt ist zweimal so groß wie jener, den man in der bereits erwähnten Studie durch das Schlucken teurer Osteoporose-Tabletten gefunden haben wollte.

Für die Knochengesundheit ist es am besten, wenn man sein ganzes Leben lang in Bewegung bleibt. Aber auch nach 50 Jahren körperlichen Müßiggangs haben die Knochenzellen ihr Gespür für einwirkende Kräfte nicht verloren und passen sich an. Das geht zwar nicht ganz so schnell wie bei einem fitten Menschen, lohnt sich aber in jedem Fall, erläutert Eckhard Schönau: »Besser mit 80 Jahren anfangen als gar nicht.«

Die vorgestellten Studienergebnisse führen gerade zu einer Wende in der Orthopädie, die vor einiger Zeit noch nicht vorstellbar gewesen wäre. Bewegung wurde für das Schlimmste gehalten, was man einem schmerzenden Gelenk zufügen konnte – das Gegenteil hat sich als richtig erwiesen. Die Veränderungen der Knochen wurden als unvermeidliche Alterserscheinung und Folge von hormonellen Veränderungen abgetan – die entscheidende Rolle der Inaktivität wurde schlicht übersehen.

Doch leider ist das neue Wissen um die heilende Kraft der Bewegung noch nicht zu allen Menschen mit schmerzenden Gelenken und Knochen sowie zu deren Ärzten vorgedrungen. Die Zahlen der muskuloskelettalen Erkrankungen steigen in solch einem Maß, dass sich Mediziner fragen, ob deren Behandlung in Zukunft überhaupt noch zu bezahlen ist. Als sich deutsche Orthopäden vor einiger Zeit in Berlin versammelten, waren die Gelehrten sich einig über die Ursache des Übels: Körperliche Inaktivität sei das Gesundheitsproblem des dritten Jahrtausends.[20]

Kapitel 8
Sanfter Sport kuriert den Rücken

Als sich James Weinstein anschickte, eine schwere Kiste zu heben, fuhr es ihm ins Kreuz. Die Schmerzen waren unerhört. Der silberhaarige Professor war nicht in der Lage, sich auf einen Stuhl zu setzen. Mit Mühe gelang es ihm, sich auf den Boden zu legen. Flach atmen, damit es nicht so weh tut! Als er nach der Verschnaufpause wieder aufstehen wollte, gelang ihm das nur mühsam.

Abertausende Menschen, auf der ganzen Welt verstreut, befinden sich just in diesem Augenblick ebenfalls in der misslichen Lage – der Hexenschuss hat sie erwischt. Von einer Sekunde auf die andere fühlt sich die Welt anders an: so, als piesacke ein glühender Dolch die Lenden. Aus frohgemuten Menschen werden bemitleidenswerte Seelen.

James Weinstein war sich sogleich sicher, was zu tun sei. Er ist einer der renommiertesten Rückenchirurgen der Vereinigten Staaten und lehrt an der Dartmouth Medical School in Lebanon (US-Bundesstaat New Hampshire), einer der besten Hochschulen der USA. Weinstein nahm ein entzündungshemmendes Medikament, vereiste die schmerzende Stelle im Bereich der Lendenwirbelsäule – und machte einen Dauerlauf.

Weinsteins Leibesertüchtigung grenzt an Ketzerei. Menschen mit akuten Verletzungen wird zumeist zur Ruhe geraten, zumindest so lange, bis der Schmerz verschwunden oder merklich abgeklungen ist. Der angeschlagene Professor dagegen hat mit seinem Lauf nur das beherzigt, was er den Patienten seiner Rückenschule seit einiger Zeit predigt: Ein Schmerz ist nicht gleichzusetzen mit einem Schaden. »Man kann Schmerzen haben und dennoch funktionieren.«[1]

Wie Weinstein entdecken viele Ärzte und Therapeuten die Bewegung als Schlüssel zur Selbstheilung von Kreuzschmerzen. Patienten sollen schnell wieder aktiv werden und den normalen Tagesablauf aufnehmen. Was für eine Kehrtwende! Vor einigen Jahren noch wurde Frauen und Männern mit Rückenschmerzen strikte Bettruhe verordnet, und zwar eine bis zwei Wochen lang. Anschließend sollten sie sich weiterhin körperlich schonen und jegliches Tun vermeiden, das ihnen Ungemach bereitete.

Während die allermeisten Ärzte Bettruhe empfahlen, fingen einige wenige Mediziner an, dagegen zu rebellieren. Sie forderten: Der Rückenkranke möge aktiv bleiben. Die sich widersprechenden Ratschläge machten den britischen Arzt Gordon Waddell stutzig, und der Mann trat an, die unübersichtliche Gemengelage zu ordnen. Alle wichtigen Studien, die bis 1996 dazu erschienen waren, lasen sich Waddell und zwei Kollegen gründlich durch: Das Prinzip Schonung erwies sich als verheerend. Folgerichtig forderten Waddell und seine Mitstreiter eine radikale Abkehr vom traditionellen Verschreiben der Bettruhe.[2] Und tatsächlich ist von absoluter Schonung in den heutigen Leitlinien der Ärzteschaft eigentlich keine Rede mehr.

Doch in vielen Sprechstunden werden die revidierten

Leitlinien nicht immer befolgt. Die Haltung des Arztes und sein Rat hätten aber einen entscheidenden Einfluss darauf, wie die Krankheit verlaufen wird, sagt die Marburger Allgemeinärztin Annette Becker. »Unbedachte Äußerungen oder mutmaßliche Erklärungen wie ›das ist der Verschleiß‹, Empfehlungen, sich zu schonen, und wiederholte passive Maßnahmen wie Quaddeln, Massagen oder Krankschreibungen lösen vor allem bei ängstlichen oder katastrophisierenden Patienten weitere Sorgen um ihr körperliches Wohlergehen aus: ›Ich muss vorsichtig mit meinem Rücken sein, ich habe zu viel gearbeitet in meinem Leben, ich muss mehr an mich denken‹.« Gerade Menschen, denen ständig der Rücken schmerzt, schonen sich – und gleiten immer stärker in die körperliche Untätigkeit ab. Der Rücken verkümmert weiter; das löst neue Schmerzschübe aus.[3]

Heute Hexenschuss – morgen invalide?

Gerade leiden schätzungsweise 35 bis 40 Prozent der erwachsenen Menschen in den westlichen Industriestaaten unter Rückenschmerzen. Zumeist verschwinden diese nach einigen Wochen von alleine, doch bei etwa zehn Prozent bleiben die Schmerzen und werden chronisch. Und etwa fünf Prozent der Betroffenen mutieren regelrecht zu Problemfällen. Nach dem Hexenschuss oder Bandscheibenvorfall werden sie nicht mehr so lebensfroh wie früher. Sie können nicht mehr arbeiten, sie gelten fortan als invalide, die Rückenpein bestimmt ihr Leben.[4]

Dass es in Millionen von Fällen so weit gekommen ist, hat auch mit dem falschen Bild zu tun, das sich viele von Rückenschmerzen machen. Seit jeher haben Teile der Ärzteschaft einen einseitigen mechanistischen Blick auf das Volksleiden. Viele Orthopäden denken, wo ein Schmerz ist, müsse stets auch ein Schaden zu finden sein, kritisierte Steffen Heger, Facharzt für Psychosomatische Medizin und Psychotherapie in Köln. »Die Patienten werden folglich immer wieder, immer genauer und immer invasiver untersucht. Dabei läuft man Gefahr, Zufallsbefunde zu entdecken und überzubewerten.«[5]

Dieser Schaden im Kreuz ist ein Phantom, dem die Zunft seit mehr als 100 Jahren nachjagt. Mehrere Male hat sich die Lehrmeinung grundlegend verändert: Mal galten Plattfüße als Ursache von Rückenschmerzen, dann wurden Gicht, vereiterte Kieferhöhlen, die Syphilis, Erkältungen und Krampfadern zu Schuldigen erklärt. Weil mit dem Bau von Eisenbahnnetzen im 19. Jahrhundert die Verbreitung der Rückenbeschwerden zu steigen schien, kam das Railway-Spine-Syndrome auf. Die Kreuzschmerzen wurden nicht nur mit schweren Verletzungen, sondern bereits mit minimalen Traumen oder mit alleiniger Erschütterung aufgrund der hohen Reisegeschwindigkeit in Verbindung gebracht.

Im Jahr 1934 entwickelten die Bostoner Ärzte William Mixter und Joseph Barr das Krankheitsbild weiter und verkündeten, kaputte Bandscheiben steckten hinter der Malaise. 1945 hieß es dann dogmatisch, 99 Prozent aller Rückenschmerzen seien bandscheibenbedingt. Daraufhin nahm die Rückenchirurgie einen enormen Aufschwung. Diese Dynastie des Diskus dauert bis heute fort; die operative Entfernung der Bandscheibe (Diskektomie) zählt nach wie vor zu den Standardeingriffen der Orthopädie.

Auf den ersten Blick leuchtet die Aufregung um die Scheiben ein. Denn was sich zwischen den Wirbeln abspielt, muss einem wie eine Tragödie vorkommen. Der erfahrene Orthopäde Jürgen Krämer aus Bochum sagte: »Die Bandscheiben des Menschen zeigen in den unteren Abschnitten der Lendenwirbelsäule schon frühzeitig Risse, Zermürbungen und Gefügelockerungen. Aus dem glasig gallertigen Bandscheibengewebe des Kindes entwickelt sich nach dem 20. Lebensjahr ein zermürbtes Gewebe, welches Neigungen zu Verlagerungen zeigt und dann zum sogenannten Bandscheibenvorfall führt.«[6]

Der Grund für diesen frühen Verschleiß ist in der Natur der Bandscheibe begründet. Diese wird nicht von Blutgefäßen versorgt, sondern erhält die Nährstoffe nach dem Schwammprinzip. Im Stehen und Sitzen werden die Bandscheiben ausgepresst, Flüssigkeit und Stoffwechselschlacken entweichen. Im Liegen dagegen saugt sich die Bandscheibe voll und erhält auf diese Weise die benötigten Stoffwechselprodukte. Das bedeutet: Die Bandscheibe lebt buchstäblich von der Bewegung. Wer lange Zeit ununterbrochen am Schreibtisch sitzt, der stört diese Versorgungskette und verschlechtert den Zustand der Bandscheibenzellen. Diese müssen ohnehin durch des Menschen aufrechten Gang starken Druck ertragen.

Inzwischen kann man mit Computertomographie und Kernspin genauer als jemals zuvor in den Rücken schauen – was für die Untersuchten oftmals gar nicht gut ist. Reihenweise finden sich in Menschen, die gar keine Beschwerden haben und mithin rückengesund sind, alarmierende Befunde. In einer Studie wurden 67 Personen, die es noch nie im Kreuz gehabt hatten, per Kernspin durchleuchtet.[7] Für die Testpersonen unter 60 Jahren ergab sich: Jeder Fünfte von ihnen hatte einen Bandscheibenvorfall. Und bei jedem Zweiten war mindestens eine Scheibe bedrohlich vorgewölbt. Für die Probanden über 60 sah alles noch etwas düsterer aus. Bandscheibenvorfall: mehr als 30 Prozent. Vorgewölbte Scheibe: beinahe 80 Prozent – und doch hatten die Untersuchten keinerlei Schmerzen. Der renommierte Experte Richard Deyo vom Harborview Medical Center in Seattle (US-Bundesstaat Washington) sagt: »Das Entdecken einer vorgefallenen Bandscheibe auf einem Diagnosebild beweist deshalb schlüssig nur eines: der Patient hat eine vorgefallene Bandscheibe.«

Solange ein Mensch mit Bandscheibenvorfall schmerzfrei ist, wird er normalerweise nicht operiert. Wenn aber bei einem Patienten mit Rückenschmerzen ein Bandscheibenvorfall entdeckt wird, dann »glauben regelhaft Arzt und Patient, darin die Ursache der Beschwerden dingfest gemacht zu haben: zwei Ereignisse stellen sich beim selben Patienten ein, folglich wird eine Kausalität postuliert«.[8]

Allerdings ist der Zusammenhang in vielen Fällen überhaupt nicht gegeben: Es gibt zwar einen Vorfall, jedoch löst er die bestehenden Rückenschmerzen gar nicht aus. Der Kölner Facharzt Heger befürchtet: »Man muss wohl davon ausgehen, dass in vielen Fällen etwas operiert wurde, was gar nicht die Ursache der Rückenschmerzen war.«

Kein Wunder also, dass so viele Patienten nach Eingriffen kaum oder gar keine Besserung verspüren. Der einschlägigen Literatur zufolge sind zehn bis 60 Prozent der Bandscheibenoperationen Fehlschläge. Durch die unnötigen oder verunglückten Heilversuche ist sogar eine eigene Krankheit entstanden. Postdiskektomie-Syndrom heißt sie oder auch *failed back surgery syndrome*.

Bei rund 85 Prozent der Menschen, denen das Kreuz im Bereich der Lenden-Kreuzbein-Region schmerzt, gibt die Diagnose keinen Aufschluss darüber, was den Schmerz eigentlich hervorruft. Oft heißt es dann, der Patient habe sich »verhoben« oder »gezerrt«. Eine anatomische Entsprechung dieser Redewendungen gibt es allerdings nicht; »von Patienten mit dieser Diagnose sollte man richtigerweise sagen, dass sie Rückenschmerzen ohne erkennbare Ursache haben«.[9]

Die Vorstellung, Rückenschmerzen seien Folge eines mechanischen Schadens – sei es eine ramponierte Bandscheibe, sei es eine andere verletzte anatomische Struktur – ist ein maßgeblicher Grund dafür, dass Schonung nach wie vor als therapeutisches Prinzip gehandelt wird. Krankschreibung plus Bettruhe beim akuten Hexenschuss ist ein noch immer verbreiteter (und durchaus gut gemeinter) therapeutischer Reflex. Doch nach einhelliger Ansicht der Fachleute lässt er die Schmerzen chronisch werden. »Bettruhe schwächt bekanntlich nicht nur die Muskulatur«, so der Arzt Heger, »sondern begünstigt auch eine Inaktivitätsosteoporose.« Die Psychologin Ingrid Gralow von der Universität Münster hält überflüssige Schonung für einen unterschätzten Krankheitsauslöser. Sie sagte: »Die Verordnung von zu langer Bettruhe ist eine der wichtigsten Ursachen der körperlichen Dekonditionierung.«[10]

Hier tauchen sie wieder auf, die Gefahren, zu Bett zu gehen. Nur noch 50 Prozent der Rückenpatienten, die länger als sechs Monate krankgeschrieben waren, kehren wieder an ihren Arbeitsplatz zurück.

Rückenweh durch Muskelschwund

Es sind nicht nur Knorpel, Bänder und Knochen, die das Kreuz in Form halten. Auch Muskeln gehören zum Bewegungs- und Stützapparat. Sie verleihen dem Rücken Beweglichkeit, können diese aber auch einschränken – und das ist gut so. Diese Stabilität nämlich ist wichtig, weil sie wie eine Art Puffer wirkt. Dadurch verrutschen bei ruckartigen Bewegungen oder Stürzen nicht gleich die Wirbel. Andere schmerzempfindliche Strukturen an der Wirbelsäule werden ebenfalls geschützt.

Entsprechend diesen anatomischen Aufgaben kann man die Muskulatur in zwei Systeme teilen. Das *globale* System besteht aus langen Muskeln, zumeist an der Oberfläche unseres Körpers gelegen. Es dient der Bewegung. Die Muskeln des *lokalen* Systems dagegen sind kurz, quer liegend und nahe am Gelenk. Auf diese Weise unterstützen sie die Gelenke und schützen sie vor abrupten Bewegungen und vor Überlastung. Für einen starken und damit schmerzfreien Rücken ist dieses Muskelkorsett von grundlegender Bedeutung: Die Stabilität der Lendenwirbelsäule geht zu 80 Prozent auf Muskeln zurück.[11]

Geht diese Stabilität verloren, trägt dieser Verlust maßgeblich dazu bei, dass Rückenschmerzen entstehen und chronisch werden, erklärt der Schmerzforscher Jan Hildebrandt von der Universität Göttingen. Doch merkwürdig: Bei den üblichen Diagnoseverfahren dreht sich fast alles um Wirbelkörper und Bandscheiben; der Zustand der Muskulatur dagegen wird oftmals überhaupt nicht untersucht.

Dabei haben Mediziner ein Modell entwickelt, das alle Komponenten berücksichtigt. Das passive System besteht aus Knochen, Bändern und Gelenken. Das aktive System stellen die Muskeln dar. Wichtig ist nun zweierlei: Zum einen hängen die Systeme voneinander ab und können Mängel in dem jeweils anderen System ausgleichen. Zum anderen ist es das Muskelsystem, das man, selbst nach jahrelangem Nichtgebrauch, gezielt reaktivieren und gegen Rückenschmerzen wirksam werden lassen kann.

Ein stabilisierender Muskel ist beispielsweise der quere Bauchmuskel (M. transversus abdominis), die tiefste Schicht aller Bauchmuskeln. Und ein besonders stabilisierender Rückenmuskel ist der tief liegende Musculus multifidus. Er verbindet Querfortsätze der Wirbel mit den darüber liegenden Dornfortsätzen und spannt auf diese Weise den Rücken auf. Dieser und andere Muskeln wirken mit den Knochen und Bändern zusammen und verhindern Verbiegungen und Instabilitäten der Wirbelsäule.

Allerdings ist es wichtig, dass Muskeln des globalen Systems ebenfalls in Form sind. Die sogenannten globalen Mobilisatoren wie der gerade Bauchmuskel und Streckmuskeln der Wirbelsäule haben die Aufgabe, größere Lasten zu tragen. Je besser sie das können, desto stärker entlasten sie die stabilisierenden Muskeln. Diese wiederum können dadurch ihre eigentliche Aufgabe, die Wirbelsäule zu schützen, besser erfüllen. Daraus folgt: »Patienten mit Rückenschmerzen sind auch auf einen ausreichenden Funktionszustand des globalen Systems angewiesen, insbesondere wenn sie in Beruf und Alltag höhere Belastungen (z. B. Heben schwerer Lasten) bewältigen müssen.«[12]

Es liegt auf der Hand, dass Schonung und Bettruhe auf das beschriebene System wie Gift wirken. In dem Maß, wie die Muskeln schrumpfen und Kraft einbüßen, verlieren Knochen, Bänder und Bandscheiben ihren Schutz. Am Ende kann die Wirbelsäule krumm und verbogen sein.

Messungen der Muskelkraft an vielen Rückenkranken haben den Zusammenhang bestätigt. Je lang anhaltender die Schmerzen, desto schwächer war beispielsweise der Rückenstrecker. In einer Studie wurden Menschen, die schon eine Bandscheibenoperation hinter sich hatten, mit gesunden Personen verglichen. Die Maximalkraft der Rückenkranken lag etwa um 40 Prozent niedriger. Überdies hat man bei Menschen mit chronischen Rückenschmerzen auch eine überdurchschnittlich schlappe Beinmuskulatur entdeckt sowie ein Ungleichgewicht in der Rumpfmuskulatur – weitere Hexenschüsse sind da vorprogrammiert.

Die Rückenmuskeln von Patienten mit chronischem Kreuzweh sind nicht nur schwächer als bei gesunden Menschen, sie ermüden auch schneller: Nach einer bestimmten Zahl von Wiederholungen sind die Betroffenen schlicht nicht mehr in der Lage, eine bestimmte Kraftanstrengung weiter aufrechtzuerhalten. Der Unterschied geht auf zelluläre Änderungen zurück, wie einige Untersuchungen offenbart haben: Demnach haben Rückenkranke deutlich mehr Muskelfasern vom Typ 2 (fast twitch). Und diese werden bekanntermaßen besonders schnell müde.

Der Verfall der Muskelkraft geht oft einher mit einem Niedergang der seelischen Kräfte. Manche Menschen arrangieren sich mit einem Dasein als Rückenlahmer – obwohl ihre Beschwerden reversibel wären! Dem Arzt Jan Hildebrandt und dem Psychologen Michael Pfingsten von der Universitätsklinik Göttingen ist nach vielen Untersuchungen aufgefallen: Pathologische Veränderungen sind für das Ausmaß der Schmerzen gar nicht entscheidend. Ausschlaggebend ist es, wie der Patient selbst über seine Erkrankung und die Aussicht auf Genesung *denkt*. Die Sorgenkinder unter den Rückenkranken sind fest überzeugt, »im alltäglichen Leben mehr oder minder stark beeinträchtigt zu sein« – selbst wenn die jeweilige Prognose aus Sicht der Ärzte und Therapeuten günstig ist.[13]

Am Ende steht oft eine frühzeitige Verrentung, auch deshalb, weil das allen beteiligten Seiten als die einfachste Lösung erscheint. Der Arbeitgeber wird den ständig kranken Mitarbeiter los; die Krankenkasse spart das Krankengeld; die behandelnden Ärzte haben einen schwierigen Kandidaten weniger.

Doch so muss es nicht laufen! Die Botschaften der Bewegungsforscher gelten ja gerade für jene Menschen, die besonders stark unter chronischen Schmerzen leiden. Bandscheibengewebe, das in den Epiduralraum rutscht, wird als Fremdkörper erkannt – und von körpereigenen Enzymen aufgelöst. Verletztes Gewebe scheint gerade dann gut zu heilen, wenn es durch körperliche Bewegung angeregt wird.[14] Und den Niedergang der Rücken- und Bauchmuskulatur kann man stoppen und systematisch umkehren. Die Fasern mögen noch so verkümmert sein, durch Ansprache in Form von Training erwachen sie aus ihrem Dornröschenschlaf. Sowohl die Schwäche wie auch die Ermüdbarkeit der Muskelfaser sind umkehrbar.

Die schmerzgeplagten Patienten müssen dazu erkennen: Bewegungen und Belastungen schaden ihnen nicht, sondern sie sind die Grundvoraussetzung für das Funktionieren ihres Körpers. Chronische Rückenschmerzen dürfen deshalb nicht allein medikamentös therapiert werden, wenngleich Tabletten als Begleittherapie notwendig sein können. Um »die gewünschte Aktivität des Patienten zu erreichen, ist jedoch häufig eine medikamentöse schmerzlindernde Therapie erforderlich, um ihn in die Lage zu versetzen, das Trainingsprogramm durchzuhalten«.[15]

Schon nach wenigen Übungstagen geschieht oft etwas Wunderbares. In dem Maß, wie Rückenkranke ihre Muskeln wieder bewegen, verschwindet auch die Angst, sich durch falsche Bewegungen den nächsten Hexenschuss zu-

zuziehen. Dadurch wird die Stimmung merklich gehoben, ein Ausweg aus dem Teufelskreis aus chronischen Schmerzen und körperlichem Nichtstun zeichnet sich ab.

Jan Hildebrandt und Michael Pfingsten von der Ambulanz für Schmerzbehandlung der Universität Göttingen haben an Hunderten von Patienten gezeigt, wie es möglich ist, die Schmerzen zu besiegen. Dazu haben sie ein Vier-Wochen-Programm entwickelt, einen Mix aus Ausdauertraining, Spielen, Schwimmen, Muskeltraining, Entspannungsübungen und Psychotherapie. Dieses Programm haben sie unter anderem an Rückenpatienten getestet, denen Ärzte schon Arbeitsunfähigkeit und seelische Probleme bescheinigt hatten.

Und siehe da: Selbst bei diesen schweren Fällen tat sich eine Menge. Einerseits wurde das Befinden der Patienten besser. Sie verspürten weniger Schmerzen, waren seltener als zuvor depressiv und blickten wieder zuversichtlicher in die Welt. Zum anderen war die Rumpfkraft merklich verbessert, wie Messungen ergaben. Interessanterweise führten die meisten Patienten in Göttingen den Erfolg weniger auf den psychotherapeutischen Teil des Programms zurück. Vielmehr halten sie ihre spürbar gestiegene Muskelkraft und deutlich erhöhte Ausdauer für den Wendepunkt ihrer Krankengeschichte. So entsteht ein neues Körpergefühl, und die Angst, sich zu verheben, wird gemindert. Die meisten Teilnehmer des Göttinger Programms schafften es am Ende, ihre ständigen Rückenschmerzen zu besiegen: Immerhin 63 Prozent von ihnen konnten wieder arbeiten und in ihr gewohntes Leben zurückkehren.[16]

Von solchen Erfolgsraten können viele Chirurgen nur träumen. Es ist völlig unbestritten, dass in manchen Situationen ein weher Rücken operiert werden muss. Wenn der

Kranke Schließmuskel und Blase nicht mehr kontrollieren kann. In aller Regel hat sich da ein Massenvorfall der Bandscheiben ereignet, der die Nerven in der Beckenregion zusammenpresst. Auch wenn Muskeln den Dienst versagen, der Fuß sich beispielsweise nicht mehr heben lässt und andere Lähmungen auftreten, halten Ärzte eine Operation für unausweichlich. Treten Kreuzweh und Fieberschübe zur gleichen Zeit auf, dann wütet vermutlich eine Entzündung an der Wirbelsäule. Schließlich können auch Krebsgeschwüre im Rücken die Nerven einklemmen.

In den meisten Fällen jedoch werden chirurgische Eingriffe angeraten, um eine Verschlechterung zu verhindern und um Schmerzen zu nehmen. Doch was bringt eine Bandscheibenoperation? Die US-Experten James Weinstein und Richard Deyo haben dazu eine bemerkenswerte Vergleichsstudie durchgeführt.[17] Mehr als 500 Frauen und Männer in 13 Rückenkliniken nahmen daran teil. Die einen wurden operiert (offene Diskektomie), die anderen konservativ (mit Krankengymnastik, Schmerztabletten oder weiteren nicht-operativen Mitteln) behandelt. Nach zwei Jahren ergab sich folgendes Bild: Zwar schien die Operation die Schmerzen schneller zu nehmen, am Ende des Untersuchungszeitraums jedoch ging es den nicht operierten Menschen so gut wie den operierten. Das ist bemerkenswert, denn im medizinischen Alltag fällt die Entscheidung für eine Operation oft aus der Überlegung heraus, ohne chirurgischen Eingriff könne sich der Zustand des Rückens noch weiter verschlimmern. Offenbar jedoch macht Warten die Sache gar nicht schlimmer. Der Rückenexperte Eugene Carragee vom Stanford University Medical Center in Kalifornien sagt: »Die Angst vieler Patienten und Chirurgen, es werde wahrscheinlich katastrophale neurologische Folgen haben, einen großen Bandscheibenvorfall nicht zu entfernen, hat sich einfach nicht bewahrheitet.«[18]

Auch in eine Versteifungsoperation, bei der die Wirbel mit Schrauben und Stäben miteinander verschränkt werden, sollte man offenbar nicht vorschnell einwilligen, sondern die Selbstheilungskräfte und das Potential der Bewegung nicht vergessen. Die mit Komplikationen einhergehende Versteifungsoperation wird zwar seit nunmehr 90 Jahren munter an Patienten durchgeführt. Erst vor einiger Zeit jedoch sahen sich Ärzte bemüßigt, deren Nutzen einmal auf den Prüfstand zu holen.

Die Gruppe um Jeremy Fairbank vom Nuffield Orthopaedic Centre in Oxford verfolgte dazu die Verläufe von 349 Menschen, deren Rückenschmerzen chronisch geworden waren. Per Los wurden sie in zwei Gruppen geteilt: Versteifungsoperation oder ein Drei-Wochen-Programm mit täglichen Leibesübungen und seelischer Betreuung. Doch nach zwei Jahren gab es keine nennenswerten Unterschiede zwischen den Gruppen. Die Forscher resümierten: »Patienten, die für eine Operation in Frage kommen, sollte man zuerst Rehamaßnahmen anbieten. Wir glauben, das ist sicherer und kostengünstiger als gleich chirurgisch zu behandeln.«[19]

Klagt ein Patient nach einer Operation weiterhin über Schmerzen, führt das leider nicht unbedingt zu Selbstzweifeln und Zurückhaltung unter Rückenchirurgen. Häufig raten sie zu einem erneuten Eingriff, erst recht, wenn sie den ersten nicht zu verantworten haben. Der erste Chirurg, heißt es dann, habe die Sache bloß verpfuscht. Aber nun werde man den Rücken fachgerecht operieren.[20]

Doch bringt eine solche Nachoperation tatsächlich mehr Nutzen als etwa ein moderates Training? Vor einiger Zeit ist die erste Studie zu dieser Frage von Ärzten in Norwegen vorgelegt worden.[21] Daran teilgenommen haben 60 Patienten, denen es gar nicht gut erging. Zu Beginn der Studie litten sie alle unter quälendem Kreuzweh, und das, obwohl (oder weil) sie ein Jahr zuvor an der Bandscheibe operiert worden waren.

Nun war es dem Zufall überlassen, wie es weitergehen sollte: Die Mitglieder der ersten Gruppe kamen erneut unters Messer. Erfahrene Operateure von Universitätskliniken führten bei ihnen eine Versteifungsoperation durch. Die Mitglieder der zweiten Gruppe hörten zunächst einen Vortrag, der ihnen zweierlei vermitteln sollte: dass körperliche Aktivität den Bandscheiben nicht schadet und wie sie ihren Rücken wieder bewegen können. Mit diesen Worten wurde ihnen ein dreiwöchiges Trainingsprogramm auferlegt (an drei Tagen pro Woche). Ein Jahr später haben die Ärzte das Befinden der Testpersonen mit standardisierten Fragebögen gemessen: Von den Operierten ging es 50 Prozent besser, die Vergleichszahl bei den Trainierten lag bei 48 Prozent – das ist kein nennenswerter Unterschied. Vorsicht vorm Skalpell, warnen die Ärzte nach Abschluss ihrer Studie: Voroperierten Patienten »sollte eine Versteifungsoperation nicht empfohlen werden«.

Aerobic macht den Rücken fit

Offenbar bedarf es gar keiner sonderlich ausgefeilten Programme, um Rückenlahme wieder mobil zu machen. Ärzte der Schulthess Klinik in Zürich wiesen das an Frauen und Männern nach, denen der Rücken schon seit mehr als drei Monaten so weh tat, dass sie sich außerstande sahen zu arbeiten.[22] Je 50 Probanden wurden drei Gruppen zugelost. In der ersten gab es Krankengymnastik; in der zweiten wurde die Rumpfmuskulatur an Geräten trainiert; in der dritten Gruppe machten die Testpersonen Aerobic. Die Programme liefen drei Monate lang mit zwei Sitzungen pro Woche. Insgesamt viermal ermittelten die Forscher per Fragebogen, wie es ihren Schützlingen gerade erging: vor und nach dem Programm sowie sechs und zwölf Monate nach Ende der Therapie.

Es kam zu vielen Verbesserungen. In allen drei Gruppen berichteten die Probanden, ihre Schmerzen hätten deutlich abgenommen, und zwar auch noch nach zwölf Monaten. Die Forscher erklären das damit, dass etwa 80 Prozent der Probanden die in der Studie erlernten Übungen zumindest teilweise weiterhin gemacht haben.

Die Angst, sich durch eine unbedachte Bewegung abermals zu verletzen, führt bei Rückenkranken oftmals zur Vermeidung von körperlicher Aktivität und Arbeit. Auch in dieser Hinsicht stellten die Zürcher Forscher Änderungen fest. In allen drei Gruppen ging das Vermeidungsverhalten während des Programms zurück und war auch nach zwölf Monaten auf einem geringeren Niveau als zu Studienbeginn.

Das Ausmaß der Behinderung und der körperlichen Einschränkung nahm im Lauf der Studie ebenfalls in allen drei Gruppen ab. Nach Ende des Programms ging dieser gute Effekt bei jenen Menschen, die krankengymnastisch behandelt worden waren, wieder verloren. Vermutlich deshalb, weil sie nach Ende der Behandlung in die alten Bewegungsmuster zurückfielen. In der Geräte- und in der Aerobic-Gruppe indes war der Effekt nachhaltiger. Die Menschen verspürten in den Monaten nach der Studie sogar immer weniger Einschränkungen.

Die Schweizer Studie wird in der Fachwelt weithin zitiert, denn sie ist bemerkenswert: Das Aerobic-Programm war genauso wirksam wie das Krafttraining, beide erschienen der Krankengymnastik langfristig überlegen. Die beiden letztgenannten Verfahren sind in der Rückenmedizin etabliert und vergleichsweise teuer, werden aber von Krankenversicherern in aller Regel bezahlt. Im Vergleich sei Aerobic viel kostengünstiger, geben die Zürcher Ärzte zu bedenken: »Die Einführung von Aerobic-Programmen als Therapie der 1. Wahl könnte Millionen von Euros einsparen.« Zudem würden die Teilnehmer solcher Aerobic-Programme auch in anderer Hinsicht profitieren: Moderates Ausdauertraining beuge ja auch Herz-Kreislauf-Erkrankungen, Fettleibigkeit und Knochenbrüchen vor.

Die Ergebnisse zeigen einmal mehr, wie sehr es sich lohnt, wieder aktiv zu werden. Das Aerobic-Programm war vermutlich deshalb so erfolgreich, weil es den Menschen dauerhaft die Angst genommen hat, sich zu bewegen. Das alles bestätigt den Leitsatz des Rückenexperten James Weinstein von der Dartmouth Medical School in New Hampshire. Als der Professor ihn nach seinem Hexenschuss im Selbstversuch beherzigte, war er mit dem Ergebnis zufrieden. Nach seinem Lauf, so erzählt der Professor, habe er sich »ziemlich gut« gefühlt.

Kapitel 9
Lernen braucht Bewegung

Aufmerksam sah der Gelehrte jungen Menschen beim Spielen und Raufen, beim Toben und Rennen zu, dann stand für ihn fest: »Willst du die geistige Kraft deines Zöglings pflegen, so pflege die Kräfte, welche durch sie regiert werden sollen. Übe unablässig den Leib, mache ihn kräftig und gesund, um ihn weise und vernünftig zu machen.« Die Worte stammen vom französisch-schweizerischen Pädagogen und Aufklärer Jean-Jacques Rousseau (1712–1778) – aber sie müssen allein deshalb nicht unbedingt stimmen.[1] Nichts gegen Rousseau, aber es könnte ja auch wie folgt sein: In Wahrheit reift der träge Bücherwurm zum großen Denker, weil er seine Energie ganz auf die Kognition lenkt – zum Klugwerden müsste man den Leib gar nicht ertüchtigen.

Doch die moderne Neurowissenschaft hat Rousseau eindrucksvoll bestätigt: Körperliche Bewegung hat in der Tat einen segensreichen Effekt auf die geistigen Fähigkeiten. Sie ist sogar die Voraussetzung dafür, dass das Gehirn sein Potential vollkommen ausschöpfen kann.

Ein Mensch kommt mit 160 bis 180 Milliarden Nervenzellen im Gehirn auf die Welt. In den ersten vier Lebensjahren wird aus dieser Mitgift das fertige Denkorgan entstehen, das dann im Durchschnitt noch über 100 Milliarden Nervenzellen verfügt. Gerade in den Vorschuljahren, so die Kölner Sportmediziner Wildor Hollmann und Heiko Strüder, »begünstigen koordinative Beanspruchungen den Erhalt von im Überschuss vorhandenen Gehirnneuronen und fördern Synapsenbildung«, also die Vernetzung der Nervenzellen untereinander.[2] Genau wie auf das Herz entfaltet die körperliche Aktivität auch auf das Denkorgan eine nicht zu unterschätzende Kraft. Experimente deuten darauf hin, dass es einer Mindestmenge an Aktivität bedarf, um die erstaunliche Anpassungsfähigkeit des Gehirns, die Plastizität zu sichern.

Dabei hatten Psychologen und Nervenärzte die Motorik einerseits und die Kognition andererseits bis vor kurzem noch für zwei getrennte Domänen gehalten. Diese Auffassung wird bis heute aus den Bezeichnungen der Anatomen ersichtlich:

Da das Kleinhirn (Cerebellum), das traditionell als Steuerzentrum der Motorik dargestellt wird, zuständig fürs unbewusste Planen und Erlernen von Bewegungsabläufen.

Hier der präfrontale Kortex, eine Zentrale für kognitive Vorgänge, wie das Planen und das Verhalten in sozialen Gruppen.

In zeitlicher Hinsicht hielt man diese Domänen ebenfalls für getrennt: Die motorische Entwicklung eines Kindes werde früh angegangen und zeitig abgeschlossen. Die kognitive Entwicklung dagegen folge einem späteren Zeitplan. Und schließlich ging die etablierte Wissenschaft davon aus, diese Ausformungen seien durch körperliche Tätigkeiten gar nicht zu beeinflussen. Lange Zeit galt die Regel: Die eigenständige Regulation der Gehirndurchblutung kann durch äußere Einflüsse nicht verändert werden.

Erst als neue Verfahren zur Gehirnuntersuchung verfügbar wurden, konnte die alte Hypothese überprüft werden. An der Deutschen Sporthochschule in Köln ließen Wildor Hollmann und seine Kollegen gesunde männliche Sportstudenten auf dem Fahrrad-Ergometer strampeln. Per Positronen-Emissions-Tomographie (PET) verfolgten die Wissenschaftler, was derweil in den Gehirnen der Testpersonen vorging: Bei einer Belastung von 25 Watt wurde die Durchblutung des Gehirns um durchschnittlich 20 Prozent gesteigert. Bei 100 Watt strömte noch mehr Blut durch das Oberstübchen, eine Steigerung um 30 Prozent – die Regel vom abgeschotteten Gehirn war damit widerlegt.

Interessanterweise ist es gerade die moderate Bewegung, die zu einer besonders starken Zunahme der Durchblutung führt. Diese betrifft allerdings nicht das komplette Gehirn, wie Versuche mit Ratten auf Laufbändern zeigen: In manchen Regionen sinkt die Blutzufuhr sogar, während sie in anderen Arealen ansteigt; ein Hinweis darauf, dass der Blutstrom Nähr- und Wuchsstoffe ganz gezielt in bestimmte Winkel des Gehirns transportiert. So wird beispielsweise der so genannte insulinähnliche Wachstumsfaktor (IGF-1) in den vermehrt durchbluteten Regionen durch Nervenzellen aufgenommen. Diese werden dadurch leichter erregbar. In den Zellkernen der betreffenden Nervenzellen werden bereits 30 Minuten nach Laufbeginn wichtige Steuerproteine vermehrt hergestellt. Nach drei Wochen Lauftraining schält sich bei Ratten ein bestimmtes Muster heraus: Viele der aktivierten Gene und Proteine spielen eine Rolle für das Funktionieren der Synapsen und für die Plastizität.[3]

Zu den Proteinen, die der Körper in Reaktion auf Bewegung herstellt, zählen der Nervenwachstumsfaktor (NFG) und der sogenannte gehirnbezogene neurotrophe Faktor (BDNF). Diese Proteine wirken wie Dünger im Gehirn. Wenn sie in ausreichend hohen Konzentrationen vorliegen, dann gedeihen die Nervenzellen.

Auch steigt im trainierenden Körper der Blutspiegel an Tryptophan. Diese Aminosäure gelangt durch die Blut-Hirn-Schranke in das Denkorgan und führt zur vermehrten Herstellung des Neurotransmitters Serotonin. Ebenso werden verstärkt endogene opioide Peptide hergestellt. Beide Stoffe können die Stimmung aufhellen. Im nächsten Kapitel sehen wir, wie Ärzte dazu übergehen, Menschen mit diagnostizierten Depressionen körperliche Bewegungen wie eine Medizin zu verschreiben.

Die Ertüchtigung des Leibes verbessert nicht nur die Gehirnchemie. Auch auf die Architektur des Denkorgans hat sie einen Einfluss. Zum einen fördert sie im Hippocampus die Produktion frischer Nervenzellen (wir kommen noch dazu, was dieser Jungbrunnen für das seelische Wohlbefinden und die Geisteskraft bedeutet). Zum anderen führt sie zu neuen Synapsen und festigt auf diese Weise das gewaltige Geflecht der Nervenzellen. Diese vielfältigen Effekte helfen heranwachsenden Menschen, ihre intellektuellen Fertigkeiten zu entwickeln. Je besser die körperliche Gewandtheit, umso größer die geistige Leistungsfähigkeit.

Untersucht man Kinder in Kindergärten und Schulen, findet man den Zusammenhang bestätigt: Kölner Forscher haben mehr als 600 Kinder an zwölf Grundschulen begutachtet. Die Kleinen liefen sechs Minuten am Stück, dann wurde protokolliert, wie viel Meter sie in dieser Zeit jeweils geschafft hatten. Ihre Koordination wurde ebenfalls getestet. Die Schüler sollten rückwärts balancieren, auf einem Bein hüpfen und in der Kurve seitlich umsetzen. Dafür bekamen sie Noten, aus denen der jeweilige »gesamtmotorische Quotient« berechnet wurde.

In einem weiteren Test mussten die Mädchen und Jungen auf Bögen wichtige von unwichtigen Symbolen unterscheiden und entsprechend mit einem Stift markieren. Die Ergebnisse erlauben Rückschlüsse auf eine zentrale kognitive Fähigkeit, und zwar auf das Konzentrationsvermögen.

Ergebnis: Das Abschneiden beim 6-Minuten-Lauf hing nicht mit dem jeweiligen Abschneiden beim Konzentrationstest zusammen. Ganz anders sah es aber mit der körperlichen Geschicklichkeit aus. Jene Grundschüler, die über eine besonders gute Motorik verfügten, konnten sich auch besonders gut konzentrieren. Motorik und Kognition hingen direkt zusammen. Die Forscher erklären diesen Zusammenhang damit, dass die beiden Fertigkeiten im Gehirn in eng verzahnten Arealen abgestimmt werden. Die Aktivierung bestimmter Zentren im Gehirn »im Rahmen motorischer Handlungen ›trainiert‹ diese möglicherweise derart, dass sie auch in anderen Situationen, zum Beispiel bei konzentrierter Tätigkeit, besser funktionieren«.[4]

Noch jüngere Kinder haben sich in zwei Bielefelder Kindergärten in den Dienst der Wissenschaft gestellt. 85 Mädchen und Jungen, zwischen vier und sechs Jahren alt, absolvierten sieben motorische Tests, die Auskunft über ihre Kraft, Schnelligkeit, Gelenkigkeit und Koordination gaben. Ihr geistiges Können zeigten sie in einem bestimmten Test; es galt Unterschiede auf Bildern zu entdecken. Diese »optische Differenzierungsleistung« hängt eng zusammen mit der Aufmerksamkeit, dem Gedächtnis, der nonverbalen Intelligenz und weiteren kognitiven Fähigkeiten.

Auch hier verweisen die Ergebnisse auf einen Zusammenhang zwischen kognitiver und motorischer Leistungsfähigkeit, und dieser bleibt auch bestehen, wenn man das Alter und das Geschlecht der Kinder berücksichtigt: Kinder, die motorisch besonders gut waren, schnitten beim Bildertest durchweg besser ab. Die Ergebnisse bestätigen, wie wichtig es ist, dass Menschen gerade in jungen Jahren balancieren, turnen und tollen. Die federführende Forscherin Claudia Voelcker-Rehage von der International University Bremen fügt hinzu, dass »besonders im frühen Kindesalter (4/5 Jahre) ein Zusammenhang zwischen der koordinativen und kognitiven Entwicklung zu beobachten ist, sodass auch in den Kindergärten und -tagesstätten eine ganzheitliche Förderung, die sowohl die Kognition als auch die Motorik berücksichtigt, sehr wichtig ist«.[5]

Neuere Untersuchungen mit bildgebenden Verfahren offenbaren, wie eng die körperliche und die geistige Gewandtheit auch in anatomischer Hinsicht miteinander verbunden sind. Brütet das Gehirn gerade über einem kognitiven Problem, werden Areale des präfrontalen Kortex aktiviert – *und* Areale des Kleinhirns. Ein ebensolches Doppelmuster ergibt sich bei Tests zum Sprachvermögen, etwa wenn man innerhalb einer Minute so viele Wörter wie möglich aufsagen soll, die alle einen gemeinsamen Anfangsbuchstaben haben. Die Gegenprobe klappt ebenso: Wenn die Testperson das jeweilige Problem gelöst hat und sich nicht mehr konzentrieren muss, werden die Aktivitätsmuster im präfrontalen Kortex *und* im Kleinhirn kleiner.

Menschen, deren Kleinhirn aufgrund einer Verletzung nicht mehr normal arbeitet, sind nicht nur motorisch eingeschränkt. Sie tun sich oftmals auch schwer in Tests zu kognitiven Fähigkeiten wie Planen, Erinnern und auch Wortsuche. Es sind sogar Sprachstörungen bekannt, die allein durch eine Minderaktivität im Kleinhirn hervorgerufen werden.[6]

Die Sprache erscheint wie ein Paradebeispiel dafür, wie Geist und Motorik verbunden sind. Ein Kind nimmt gesprochene Worte bereits auf, wenn es selbst noch gar nicht sprechen kann. Aber erst durch die motorische Fähigkeit des Schreibens mit der Hand kann es Sprache und Schrift kognitiv durchdringen. »Das Tippen auf der Computertastatur kann diese frühe motorische Lernerfahrung nicht ersetzen«, sagt die Neurowissenschaftlerin Gertraud Teuchert-Noodt. Sie empfiehlt, die Ausreifung der betreffenden Schaltkreise gezielt zu fördern: durch Basteln, Malen und Ballspiele.[7]

Andernfalls kann die eingeschränkte Motorik kognitive Auffälligkeiten und Störungen nach sich ziehen. Viele Kinder mit Legasthenie und anderen Sprachproblemen haben zugleich Probleme, den Körper altersgemäß zu bewegen. Vielmehr seien sie, so Adele Diamond von der University of British Columbia in Vancouver, »tollpatschige Kinder«.

Eine gestörte Motorik sehen Ärzte auch bei jungen Autisten vergleichsweise häufig. Interessanterweise führen Forscher den Autismus einerseits auf ein verkleinertes Kleinhirn zurück, zum anderen auf eine verzögerte Reifung des präfrontalen Kortex. Die zwei Zentren sind also nicht nur miteinander verbunden. Womöglich kann eine Störung im einen Teil eine Fehlfunktion im anderen bewirken und umgekehrt.

Einige Ärzte attestieren ruhelosen und fahrigen Kindern eine Aufmerksamkeitsstörung (ADS oder ADHS). Dieses Zappelphilipp-Syndrom sei eine angeborene Krankheit und demnach mit dem Wirkstoff Methylphenidat zu behandeln, der in den Stoffwechsel des jungen Gehirns eingreift. Doch auch hier zeigt sich: Mehr als die Hälfte der betreffenden Kinder sind nicht nur konzentrationsschwach, sondern auch ausgesprochene Grobmotoriker. Sie können nicht gut balancieren und haben Probleme, ihre Bewegung richtig zu timen. Das könnte bedeuten: Das schlechte Konzentrationsvermögen vieler Kinder mit ADHS-Diagnose ist eine Folge mangelnder körperlicher Ertüchtigung in frühester Kindheit.

Keine Frage: Die verminderte Motorik ist nicht das Hauptmerkmal von jungen Aufmerksamkeitsgestörten, von kleinen Autisten und von Kindern mit Schreibschwäche. Aber es fällt Experten auf, dass die verschiedenen kognitiven Defizite ausgesprochen häufig mit motorischen Mängeln einhergehen. Adele Diamond gilt als führende Forscherin auf dem Gebiet: »Vielleicht sind die kognitiven und motorischen Systeme doch nicht so völlig getrennt, wie man das immer angenommen hat.«[8]

Wenn das stimmt, dann ist Folgendes dringend geboten: dass Kinder auf Bäume klettern, dass sie Bälle werfen – und dass die Eltern viel mit ihnen toben und spielen. Die Kleinen stärken dabei Hirnareale, die sie zeitlebens zum Denken gebrauchen können. Einer, der diese Erkenntnis als einer der Ersten ins Rollen gebracht hat, ist Wildor Hollmann. Der 1925 geborene Sportmediziner freut sich über jeden Erdenbürger, der sich bewegt. »Wenn ein Kind am Esstisch herumzappelt, sage ich immer: Lass das Kind doch, es will nur seine Synapsen entwickeln.«

Bewegung statt Pharma

Der Zusammenhang zwischen körperlicher Aktivität und geistiger Leistungsfähigkeit eröffnet fesselnde Perspektiven für die Behandlung von Lernstörungen. So gehen Therapeuten dazu über, unkonzentrierten Grundschülern Bewegung wie eine Medizin zu verschreiben. Durch das Verbessern der Motorik, so die Hoffnung, werden zugleich die kognitiven Fertigkeiten wohltuend beeinflusst.

In Deutschland werden mehr als fünf Prozent aller Kinder Verhaltensweisen nachgesagt, die fürs »Aufmerksamkeitsdefizithyperakivitätssyndrom« (ADHS) typisch sein sollen – demnach gibt es in jeder Schulklasse rein rechnerisch einen Zappelphilipp, der medizinischer Hilfe bedarf. In den vergangenen Jahren hat sich unter vielen Eltern und Lehrern die Auffassung breitgemacht, bei dem Syndrom handele es sich um einen angeborenen Stoffwechselschaden im Gehirn. Unbestritten ist allerdings, dass es bis heute keine einzige naturwissenschaftliche Methode gibt, um das Gehirn eines normalen Kindes vom Gehirn eines angeblichen ADHS-Kindes zu unterscheiden.

Nur mit Hilfe von letztlich willkürlichen Kriterien kann man einem Grundschulkind das Etikett ADHS anheften. »Lässt sich oft durch äußere Reize ablenken«, »Zappelt häufig mit Händen oder Füßen oder rutscht auf dem Stuhl herum« zählen zu den angeblichen Symptomen. Bloß: Diese kommen bei Grundschülern in unendlich vielen Abstufungen vor, so dass es objektiv kaum möglich ist, zwischen gesundem Temperament und krankem Verhalten zu unterscheiden.

Bei der folgenreichen Beurteilung der Kinder fällt auf, dass Defizite in der Bewegung, von der Ruhelosigkeit einmal abgesehen, bisher nicht herangezogen werden. Zwar sind ADHS-Kinder ständig in Bewegung. Jedoch haben sie dabei Mühe, die Abläufe zu kontrollieren, berichtet Christina Hahn vom Institut für Sport und Sportwissenschaft der Universität Heidelberg. Balancieren falle den betreffenden

Grundschülern schwer, Rad fahren ebenfalls. Auch die Fähigkeiten, die Finger geschickt zu gebrauchen und mit der Hand zu schreiben, erscheinen eingeschränkt. Diese Anzeichen legen nahe, dass den Kindern eine gezielte Schulung der Motorik fehlt.

Doch ein Training wird den Kindern so gut wie nie verschrieben – die Regel ist, dass sie Psychopharmaka verordnet bekommen. Mehr als 50 000 Kinder bekommen an diesem Tag allein in Deutschland Tabletten, die sie ruhig und aufmerksam machen sollen. Innerhalb von ungefähr 20 Minuten ändern die Kinder ihr Verhalten, sitzen in der Schule still.

Die Medikamente enthalten den Wirkstoff Methylphenidat. Ein Chemiker namens Leandro Panizzon, in Diensten der Firma Ciba[9], synthetisierte den Stoff im Jahre 1944 und probierte ihn im Selbstversuch aus, der allerdings kein nennenswertes Ergebnis brachte. Seine Frau Marguerite, Rufname: Rita, kostete ebenfalls von der Substanz – und verspürte eine durchaus belebende Wirkung. Fortan nahm Rita den Stoff gelegentlich in Vorbereitung auf eine Partie Tennis ein, und selbiger wurde deshalb nach ihr benannt: Ritalin.

Zunächst wurde die Substanz nur Erwachsenen gegeben, um Zustände wie gesteigerte Ermüdbarkeit, depressive Verstimmungen und Altersverwirrung zu behandeln – das Krankheitsbild, das Ritalin berühmt und berüchtigt machen sollte, war damals noch nicht erfunden. Doch in den 60er Jahren wurden Befunde bekannt, denen zufolge Methylphenidat und eine verwandte Substanz namens Dexedrine auf Schüler mit Lernschwierigkeiten einen dämpfenden Effekt ausübten.

Inzwischen wird Methylphenidat in verschiedenen Darreichungsformen angeboten. So sind seit kurzem zwei Produkte auf dem Markt, die acht und zwölf Stunden lang im Gehirn wirksam sind. Die Kinder sollen die Pille zum Frühstück schlucken: auf dass sie nicht nur vormittags in der Schule funktionieren, sondern bis zum Schlafengehen.

In den USA nehmen Jugendliche, junge Erwachsene und Studenten die Kinderpille inzwischen sogar als Droge zur Lebensverbesserung. Das Methylphenidat soll den Hunger bremsen und die Müdigkeit vertreiben. Die Tabletten werden geschluckt oder zu Pulver zerstampft und dann geschnupft. »Einige Süchtige lösen die Tabletten in Wasser auf und spritzen sich die Mixtur«, warnt das amerikanische Justizministerium. Die Injektionen könnten zu Schäden in der Lunge und der Netzhaut des Auges führen und »schwerwiegende seelische Abhängigkeit verursachen«.

Es ist bis heute kaum erforscht, was Methylphenidat im sich noch entwickelnden Gehirn eines Grundschulkindes eigentlich bewirkt. Vor einiger Zeit hat Nora Volkow, Psychiaterin am Brookhaven National Laboratory in New York, Folgendes berichtet: Die Substanz blockiert bestimmte Transport-Proteine und erhöht auf diese Weise die Konzentration des Botenstoffs Dopamin in den Synapsen. Eine ähnliche Wirkweise war zuvor schon von einem anderen Stoff bekannt: vom Rauschgift Kokain.[10]

Allerdings: Methylphenidat scheint nicht süchtig zu machen, wenn man es als Tablette schluckt. Denn es wirkt viel langsamer als Kokain und bewirkt keinen Kick. Gleichwohl fällt die Substanz, die zur Gruppe der Amphetamine gehört, in Deutschland unter das Betäubungsmittelgesetz: Sie muss nach den gleichen restriktiven Richtlinien verschrieben werden wie etwa Morphium – mit dreifach ausgestelltem Rezept und der Pflicht, die Verordnungen zehn Jahre lang aufzubewahren.

Die Nebenwirkungen, mit denen bei Methylphenidat-Einnahme gerechnet wird, nehmen viel Platz ein in der entsprechenden Rubrik der Arzneimittelliste der Ärzte (»Rote Liste«): Von psychomotorischen Erregungszuständen, Angst, Schlaflosigkeit und Verfolgungsideen ist die Rede; nach Absetzen bei Langzeitbehandlung drohen Entzugserscheinungen. Vielen Kindern verdirbt das Mittel zudem den Appetit.

Für Eltern bedeutet die Diagnose ADHS bei ihrem Kind eine große Entlastung. Getreu dem Wort: Wenn das Kind einen angeborenen Hirnstoffwechselschaden hat, dann trifft die Erziehung keine Schuld. Für das Kind ist die Diagnose folgenreicher, denn es lernt: Offenbar können Eltern und Lehrer mich nur ertragen, wenn ich Tabletten schlucke.

Viel sanfter und nachhaltiger als Methylphenidat erscheinen da Sportprogramme für Hüpfmarie und Zappelphilipp.

Christina Hahn von der Universität Heidelberg hat bereits wissenschaftliche Daten zum Einfluss der Bewegung auf Kinder mit ADHS-Diagnose vorgelegt. Mehr als 90 Kinder, die meisten von ihnen Jungen in einem Durchschnittsalter von achteinhalb Jahren, haben an der Studie teilgenommen. Zu Beginn wurden die motorische Gewandtheit und die Konzentrationsfähigkeit mit standardisierten Tests ermittelt. Einige Kinder waren zu Beginn der Studie Methylphenidat-Konsumenten. Ihre Eltern wurden gebeten, diese Medikation im Lauf der sechsmonatigen Studie beizubehalten, damit die Ergebnisse nicht verfälscht werden.

Es gab drei Gruppen: Die Mitglieder der ersten spielten zumeist mit Bällen, etwa Fußball oder Hockey. Systematisch übten sie, wie man mit dem Spielgerät umgeht und wie man sich taktisch verhält. Auf diese Weise soll das Programm die Straßenspielkultur von früher ersetzen, als es noch völlig normal war, dass Kinder stundenlang draußen waren und auf Bolzplätzen und in Hinterhöfen mit Bällen spielten. Die Mitglieder der zweiten Gruppe indes fuhren mit Mountainbikes über kleine Schanzen, erlernten das Inline-Skating mit Tricks wie Fahren in der Hocke sowie Springen und bekamen beigebracht, wie man klettert. Beide Sportprogramme fanden zweimal in der Woche in einer Turnhalle statt, jeweils 90 Minuten lang. Überdies gab es eine Kontrollgruppe: 37 ADHS-Kinder, die keinen Sport trieben.

Nach sechs Monaten wurden Motorik und Konzentrationsfähigkeit der kleinen Probanden abermals ermittelt und mit den Befunden der Eingangsuntersuchung verglichen: Die Kinder in der Kontrollgruppe hatten demnach noch genauso schlechte Ergebnisse wie zu Beginn, ja sogar einige Verschlechterungen waren zu verzeichnen. Möglicherweise eine Folge der ADHS-Pillen, die einige der Kinder unverändert verabreicht bekamen. Die Tabletten bremsen den Bewegungsdrang – und verschlechtern dadurch die Motorik nur noch weiter.

Die Kinder in beiden Sportgruppen dagegen verbesserten ihre motorischen Fähigkeiten deutlich. Waren diese zu Studienbeginn noch erheblich gestört, so lagen sie danach sogar im unteren Normbereich gesunder Altersgenossen. Mehr noch: Auch die Konzentrationsfähigkeit der einst so fahrigen Kinder war in beiden Sportgruppen viel besser geworden: Sie konnten in einer gegebenen Zeit mehr Aufgaben richtig lösen.[11]

Damit hat sich die Vermutung der Hirnforscher bewahrheitet: Wer die Motorik durch körperliche Bewegung verbessert, der stärkt dadurch auch jene Regionen im Denkorgan, die für Aufmerksamkeit und andere kognitive Funktionen wichtig sind. Diesen Effekt kann man allen Kindern zugutekommen lassen, ganz gleich, ob sie nun als aufmerksamkeitsgestört gelten oder nicht.

Kapitel 10
Die Seele wird munter

Ein trübes Gemüt und ein Leben voller Schwung? Das will nicht recht zusammenpassen. Häufiger ist es gerade andersherum. Körperlich träge Menschen sind oft traurig – und traurige Menschen oft träge. Der Zusammenhang ist so stabil und so verbreitet, dass er Epidemiologen schon in vielen Studien aufgefallen ist. Statistisch gesehen gilt: Je mehr ein Mensch seine Muskeln gebraucht, desto mehr gute Gefühle spürt er in seinem Kopf.

Das gilt auch für Spätstarter: Wer im fortgeschrittenen Alter mit Leibesübungen anfängt, der senkt die Wahrscheinlichkeit, depressiv zu werden, auf das niedrige Niveau jener Menschen, die schon von Kindesbeinen an sportlich und aktiv waren. Das umgekehrte Vorgehen ist weniger zu empfehlen: Ursprünglich rege Menschen, die sich in ihren Mitteljahren vom Gebrauch der Muskulatur weitgehend verabschieden, werden überdurchschnittlich häufig ein Fall für die Nervenheilkunde.

Obwohl diese Zusammenhänge schon seit den 80er Jahren des vorigen Jahrhunderts beschrieben werden, haben Psychiater und Psychologen gerade erst damit begonnen, die Heilkraft der Bewegung in die Therapie einfließen zu lassen. Im Vergleich zur Herzmedizin etwa »wurde die Bedeutung einer regelmäßigen Bewegung für den Erhalt der psychischen Gesundheit bisher eher vernachlässigt«, urteilt Andreas Broocks, Chefarzt für Psychiatrie und Psychotherapie in Schwerin.[1] Nervenärzte der Universität Ulm sehen die Zeit für ein Umdenken ebenfalls gekommen. »Die klinische Psychiatrie der jüngeren Vergangenheit und Gegenwart mit ihrer Zentrierung auf Psychotherapie und Pharmakotherapie sieht Sport und Spiel« eher als allgemeine »Beschäftigungsmaßnahme und misst ihr bisher keine spezifisch-therapeutische Effektivität zu«, wundern sich die Experten Norbert-Ullrich Neumann und Karel Frasch.[2]

Die Zurückhaltung vieler Psychologen und Nervenärzte ist umso erstaunlicher, da gerade bei Angststörungen und Depressionen eindeutige Hinweise auf die wohltuenden Auswirkungen leiblicher Ertüchtigung zusammengekommen sind. Den vielfältigen Befunden zufolge sind es nicht nur psychische Leiden, die man mit Training gezielt verbessern kann. Auch neurologische Erkrankungen wie Alzheimer, die mit dramatischem Verlust von Gehirnmasse und Nervenzellen einhergehen, rücken ins Blickfeld. Zwar kann man diese Leiden, einmal ausgebrochen, gegenwärtig weder durch Tabletten noch durch Training besiegen. Jedoch ist körperliche Bewegung das beste Mittel, die Aussichten zu erhöhen, dass einen die Alzheimersche Demenz und ähnliche Erkrankungen erst gar nicht heimsuchen.

Von der Couch aufs Laufband

Nur wenige Menschen, die an einer Depression erkrankt sind, werden gesund, wenn sie die einschlägigen Medikamente nehmen. Rund 65 bis 75 Prozent von ihnen ist keine Heilung vergönnt; immer wieder machen ihnen depressive Episoden zu schaffen: Traurig und leicht erregbar sind sie; Schlaf und Konzentrationsfähigkeit sind beeinträchtigt. Der Grund ist nicht nur die eingeschränkte Wirksamkeit der Medikamente. Untersuchungen zufolge brechen bis zu 60 Prozent der Patienten eine Tablettenkur bereits nach drei Wochen von sich aus wieder ab. Andere lassen sich erst gar keine Pillen verschreiben, weil sie das soziale Stigma fürchten, das mit der Einnahme von Psychopharmaka verbunden ist.

Aus all diesen Gründen haben sich einige Ärzte auf die Suche nach einer Alternative gemacht: einem Mittel, das nicht nur gut wirkt, sondern auch keine Nebenwirkungen hat und in der Gesellschaft anerkannt ist. Dass die körperliche Bewegung ein idealer Kandidat ist, ergibt sich aus früheren Untersuchungen an gesunden Probanden: Ausdauertraining hebt demnach die Stimmung, nimmt Ängste, stärkt das Selbstbewusstsein und erhöht das Vermögen, Stress zu bewältigen. Als man Gruppen von sportlich aktiven und von körperlich inaktiven Menschen für eine Studie acht Jahre lang beobachtete, zeigte sich: Die sesshaften Zeitgenossen hatten im Lauf der Jahre eine doppelt so hohe Depressionsrate entwickelt.

Der nächste Schritt waren Studien an Menschen mit leichten und schweren Depressionen. Ende der 80er Jahre absolvierten 40 Patienten entweder acht Wochen lang ein Laufprogramm oder ein Krafttraining mit Gewichten. Vor und nach dem Programm wurde das Befinden der Teilnehmer mit einem standardisierten Verfahren ermittelt. Das Ergebnis: In beiden Gruppen besserten sich die Symptome.[3]

Wirkt die Bewegung damit sogar besser als Medikamente? Dieser Frage ist eine vielköpfige Forschergruppe um James Blumenthal vom Duke Medical Center in Durham (US-Staat North Carolina) nachgegangen.[4] Sie teilten 156 ältere Patienten, die unter einer ausgeprägten Depression litten, per Losverfahren drei Gruppen zu: Ausdauertraining, Antidepressivum (Wirkstoff: Sertralin) oder Pille und Sport zur gleichen Zeit. Das Training fand an drei Tagen in der Woche für jeweils dreißig Minuten statt.

Nach 16 Wochen war das Befinden der Mitglieder aller Gruppen deutlich gestiegen; ungefähr 60 Prozent der Probanden waren nicht mehr depressiv. Das bedeutet: Das rein körperliche Training war genauso wirksam wie eine nach den Regeln der ärztlichen Kunst durchgeführte Therapie mit einem Psychopharmakon.

Mit der Zeit erschien der Ausdauer-Effekt sogar überlegen. Denn sechs Monate später wurden die Probanden erneut untersucht: die in der Sportgruppe hatten deutlich weniger Rückfälle als jene, die einst die Pillen schluckten. Dieser lang andauernde Effekt des Ausdauertrainings hängt offenbar damit zusammen, dass viele der betreffenden Probanden Spaß an der Bewegung gefunden hatten. Nach dem offiziellen Ende der Studie blieben sie der Aktivität treu – und haben auf diese Weise ihre Depression in den Griff bekommen. Diese Erfahrung, dass sie selbst etwas gegen ihre Erkrankung tun können, dürfte den Heilerfolg weiter verbessert haben. »Bloß eine Pille zu schlucken ist sehr passiv«, sagt Blumenthal. »Die Patienten, die sich körperlich betätigten, haben anscheinend gespürt, dass sie ihren Zustand beherrschen können.«

So eindrucksvoll diese Studie auch war, sie konnte nicht restlos klären, ob die guten Effekte vielleicht auch deshalb auftraten, weil die Sportler ihr Training gemeinsam mit anderen in der Gruppe absolvierten. Während der gemeinsamen Stunden schienen die Alltagssorgen manchmal vergessen, es wurde erzählt und auch mal gelacht – vielleicht waren es ja die neuen Freundschaften und gemeinsamen Erlebnisse, die das Befinden so verbessert hatten.

Um diese Möglichkeit auszuschließen, führte die Bewegungsforscherin Andrea Dunn eine weitere Studie durch.[5] Dazu ließ sie 80 Frauen und Männer – sie alle waren depressiv, körperlich inaktiv und nahmen keine Antidepressiva – isoliert in Zimmern in den Dienst der Wissenschaft treten: acht Wochen lang, an drei oder fünf Tagen in der Woche. Die Testpersonen spazierten entweder flott auf einem Laufband oder strampelten auf einem Fahrradergometer und waren dabei allein, abgesehen von unwirschen Mitarbeitern des Sportstudios, die darüber wachten, dass keine der Testpersonen heimlich Pausen machte.

Die eine Hälfte der Patienten absolvierte ein ganz leichtes Programm. Sie verbrannten jede Woche sieben Kilokalorien pro Kilogramm Körpergewicht: Bei ihnen besserten sich zwar die Symptome, jedoch war der Effekt gering und womöglich ein Zufallsbefund.

Die Mitglieder der anderen Gruppe indes verbrannten jede Woche 17,5 Kilokalorien pro Kilogramm. Das entspricht moderater körperlicher Bewegung: als ob man an den meisten Tagen der Woche einen halbstündigen flotten Spaziergang unternimmt. Die Symptome dieser Gruppe gingen um 47 Prozent zurück; bei 42 Prozent der Patienten verschwanden die Krankheitsanzeichen sogar vollkommen – demnach wirkt die körperliche Bewegung so gut wie Psychopharmaka und Gesprächstherapie. Interessanterweise gab es keinen Unterschied zwischen Probanden, die dreimal und fünfmal in der Woche trainierten. Wichtiger ist offenbar, im Laufe der Woche auf den empfohlenen Kalorienverbrauch zu kommen.

Sportlich gegen Panik, Platzangst und Sucht

Immer wieder war in der Nervenheilkunde von Einzelfällen zu hören, denen zufolge körperliches Training Menschen hilft, die von krankhaften Ängsten geplagt werden. Allerdings haben bisher nur wenige Studien diesen Zusammenhang beleuchtet. In einer Arbeit wurde 46 Menschen, die unter Platzangst (Agoraphobie) und/oder Panikstörungen litten, ein Zehn-Wochen-Programm verschrieben: In dieser Zeit joggten die Patienten drei- bis viermal in der Woche (jeweils fünf bis sechs Kilometer). Zwei weitere Gruppen bekamen entweder ein bewährtes Medikament (das Antidepressivum Clomipramin) oder Scheinmedikamente ohne Wirkstoff (Placebopillen). Im Vergleich zur Placebobehandlung führte das Medikament eine spürbare Besserung herbei. Der körperlichen Bewegung gelang das ebenso, wenngleich der Effekt etwas gemindert war.

In der Behandlung von alkoholkranken und drogensüchtigen Menschen wiederum ist leichtes Training inzwischen recht verbreitet, wiewohl man kaum Studien findet, die den tatsächlichen Einfluss des Trainings auf das Verlangen nach Rauschgift dokumentieren. Vereinssportler, die Fußball und

Handball spielen, weisen häufig sogar einen erstaunlichen Konsum an Zigaretten, Bier und Schnaps auf. Schaut man männlichen Kickern der unteren Spielklassen bei Punktspielen zu, kann man schnell merken, dass der Begriff Kneipenmannschaft nicht aus der Luft gegriffen ist. An der Seitenlinie verfolgen Ersatzspieler mit der Zigarette im Mundwinkel das Spiel; bald nach dem Abpfiff wird ein Fass aufgemacht. Klüger und gesünder ist es da, Runden durch den Wald zu drehen oder zu walken. Der Psychiater Andreas Broocks sagt: »Regelmäßiges Ausdauertraining führt bei Suchtkranken zu einer deutlichen Verbesserung des Selbstbewusstseins und Selbstwertgefühls und könnte so zur Aufrechterhaltung der Abstinenz beitragen.«[6]

Schizophrene Menschen befinden sich ebenfalls häufig in einem Zustand, in dem körperliche Aktivität hilfreich wäre. Viele der Patienten sind Raucher, ernähren sich schlecht und bewegen sich kaum. Training würde nicht nur die Kondition der Patienten verbessern, sondern auch gegen psychiatrische Begleiterkrankungen helfen. Denn einer Studie zufolge haben etwa die Hälfte der Schizophreniepatienten Anzeichen von Panik- und Zwangsstörungen sowie Depression. Zwar wurde der Nutzen der Bewegung bisher nicht systematisch erforscht, jedoch entdecken engagierte Ärzte gegenwärtig deren Potential. Auch aufgrund ermutigender Einzelverläufe »versuchen derzeit viele Kliniken, Patienten mit einer schizophrenen Erkrankung an sporttherapeutische Maßnahmen heranzuführen«.

Reger Körper, wacher Geist

Dem römischen Satirendichter Juvenal schreiben wir die Annahme zu, in einem gesunden Körper (corpore sano) sei ein gesunder Geist (mens sana).[7] Der lateinische Spruch wird seit Jahrhunderten kolportiert, aber erst in jüngster Zeit warten Neurowissenschaftler mit einer beruhigenden Botschaft auf – man darf die uralte Behauptung tatsächlich wörtlich nehmen. Studie um Studie tragen Forscher Hinweise zusammen: Ein Mindestmaß an körperlicher Betätigung schützt vor geistigem Verfall und vor der Demenz vom Typ Alzheimer, in deren Verlauf ganze Gehirnareale zugrunde gehen.

Alzheimer tritt umso häufiger auf, je älter man ist. In der Gruppe von 70 bis 74 Jahren sind Schätzungen zufolge weniger als 3 Prozent betroffen, bei den über 90-Jährigen ungefähr ein Drittel. Weil Menschen überall auf der Welt Rekordalter erreichen, wird sich Alzheimer zu einer Volkskrankheit auswachsen.

Neben dem Lebensalter gibt es noch weitere Risikofaktoren. Einerseits trifft Alzheimer überdurchschnittlich häufig Menschen, die eine vergleichsweise niedrige Ausbildung haben. Zum anderen erhöht eine bestimmte Genvariante das Risiko. Diese Faktoren kann man im Erwachsenenalter nicht mehr ändern – umso verheißungsvoller erscheint da die Möglichkeit, durch regelmäßiges Wandern oder Radeln den Ausbruch der Erkrankung viele Jahre lang aufzuschieben oder ganz zu unterdrücken.

Die Ergebnisse verschiedener Laboruntersuchungen offenbaren, dass körperliche Bewegung wie ein Schutzfaktor auf das Gehirn wirkt. Im Unterschied zu inaktiven Mäusen haben Artgenossen, die sich auf Laufrädern körperlich ausleben können, weniger schädliche Moleküle im Gehirn als gemeinhin in den Hirnen dementer Tiere zu finden sind: so genannte Beta-Amyloidplaques etwa oder chemisch aggressive Sauerstoffverbindungen. Selbst wenn die unvorteilhaften Stoffe sich schon breitgemacht haben, kann Bewegung diese – zumindest im Tierversuch – wieder vertreiben. Bei Labormäusen, die über Monate regelmäßig auf Laufrädern rannten, verringerten sich im Gehirn die gefürchteten Amyloidplaques. »Anstelle einer Arznei«, sagt der federführende Forscher Carl Cotman von der University of California in Irvine, »war es ein natürliches Verhalten, das zur Verringerung der Alzheimer-typischen Pathologie« im Gehirn geführt hat.[8]

Dieses Bild ergibt sich auch, wenn man die Lebensweise von Menschen und deren Anfälligkeit für Alzheimer auf einen Nenner bringt. Chinesische Gelehrte haben mehr als 1000 ältere Einwohner Pekings drei Jahre lang untersucht: Diejenigen, die kaum ihre Wohnung verließen, wurden überdurchschnittlich häufig dement.

Besonders penibel gingen japanische Forscher vor. Sie verfolgten 828 Mitbürger, die alle älter als 65 waren, sieben Jahre lang und inspizierten deren Gehirne unter anderem per Computertomographie. Mehr als 200 der Probanden erlebten das Ende der Studie nicht mehr; die meisten Gehirne dieser Toten wurden für die Studie obduziert. Wieder zeigte sich: Die körperlich Inaktiven waren viel häufiger an Alzheimer erkrankt.[9]

Und ältere Männer (zwischen 71 und 93 Jahren), die jeden Tag mindestens zwei Meilen zu Fuß unterwegs sind, halbierten einer anderen Studie zufolge ihr Alzheimer-Risiko im Vergleich zu Altersgenossen, die bloß auf eine Viertelmeile kommen.[10]

Je intensiver die Dosis der Bewegung ist, desto größer ist die Wirkung gegen Demenz. Dieser direkte Zusammenhang wurde an älteren Frauen ersichtlich, die fünf Jahre lang beobachtet wurden. Die regesten Damen konnten sich über eine Minderung der Demenzgefahr um 50 Prozent freuen, bezogen aufs Krankheitsbild Alzheimer war es eine Reduktion sogar um 60 Prozent.

Vor einiger Zeit traten dann Forscher in Stockholm an die Öffentlichkeit: mit Daten von Menschen, deren Gewohnheiten in punkto Bewegung seit 20 Jahren aufgezeichnet worden waren.[11] Das Ergebnis: Diejenigen, die im Mittelabschnitt des Lebens wenigstens zweimal in der Woche körperlich aktiv waren, haben ein um 60 Prozent verringertes Risiko, an Alzheimer zu erkranken. Für Menschen um die 40 bedeutet das: Wer jetzt mit moderaten Bewegungen wie Rad fahren und spazieren gehen beginnt oder diese beibehält, der wird eines gar nicht so fernen Tages womöglich überreich belohnt. Die federführende Forscherin Miia Kivipelto sagt: »Wenn ein Individuum in jungen und in mittleren Jahren einen aktiven Lebensstil ergreift, dann vermag das die Wahrscheinlichkeit zu erhöhen, später im Leben Jahre voller körperlicher und geistiger Vitalität zu genießen.«

Sieht man von epidemiologischen Befunden ab, sind es Aufnahmen mit bildgebenden Verfahren, die einen direkten Einfluss der Bewegung auf das Alzheimer-Risiko plausibel erscheinen lassen. Denn offenbar kann körperliche Aktivität den Größenverlust des Gehirns, der sich im Alter einstellt, verzögern.

Zwischen dem 30. und dem 90. Geburtstag gehen ungefähr 15 bis 25 Prozent der grauen Zellen verloren, wobei ausgerechnet die für das Lernen und für das Erinnern zuständigen Areale am stärksten schrumpfen.

Der Psychologe Arthur Kramer von der University of Illinois in Urbana-Champaign hat diesen Hirnschwund nachweisen können, als er die Gehirne von 55 älteren gesunden Menschen mit einem Kernspintomographen durchleuchtete. Kramer hatte jedoch auch gute Nachrichten mitzuteilen: und zwar jenen Probanden, die schon immer auf körperliche Ertüchtigung geachtet hatten. Diese zeigten bei Tests auf dem Laufband gute Leistungen – überdies war der altersbedingte Schwund in ihren Denkorganen deutlich schwächer ausgeprägt. Und nicht nur das: Die erhalten gebliebenen Strukturen fanden sich verstärkt in seitlichen und frontalen Arealen des Gehirns. Gerade diese Regionen sind für anspruchsvolle Vorgänge der Kognition von außerordentlicher Bedeutung.

Sogleich wollten Arthur Kramer und seine Kollegen wissen, ob sanfter Sport den Schwund im Gehirn sogar rückgängig machen kann. Dazu bekamen gesunde Probanden (im Alter von 60 bis 79 Jahren) ein halbes Jahr lang ein Ausdauerprogramm verschrieben, und zwar jeweils eine Stunde an drei Tagen in der Woche. Eine Kontrollgruppe gab es auch, und deren Mitglieder trafen sich ebenfalls dreimal in der Woche in der Turnhalle: allerdings nicht zum Schwitzen, sondern bloß um ein paar Dehnübungen zu absolvieren.

Die Ergebnisse haben Arthur Kramer, Stanley Colcombe und Kollegen im *Journal of Gerontology* vorgestellt.[12] Drei farbige Aufnahmen von Gehirnen sind da zu sehen, mit Pfeilen, die auf verschiedene Stellen weisen: Hier ist jeweils Gehirngewebe größer geworden! In der Kontrollgruppe fanden sich solche Veränderungen nicht. Einzig durch Ausdauertraining wurden Areale wiederbelebt: beispielsweise in einer Region, durch die hindurch die rechte und linke Gehirnhälfte miteinander kommunizieren.

Vor allem aber Gewebe in der präfrontalen und temporalen Hirnrinde (Kortex) hatte ein vergrößertes Volumen. Es sind gerade diese Regionen, die im Alter verstärkt verlorengehen.

Diese Entdeckung eröffnet der Vorbeugung von Gehirnkrankheiten neue Dimensionen: Lockeres Ausdauertraining hilft nicht nur, den Niedergang der kognitiven Fähigkeiten abzuwehren. Vielmehr hat es auch das Potential, den Verlust von Gehirnstrukturen im Alter umzukehren! Den Forschern um Arthur Kramer ist die Bedeutung ihrer Befunde nicht entgangen: Diese wirkten sich auf »klinische Empfehlungen aus, indem sie einen einfachen und kostengünstigen Mechanismus nahelegen, mit dem sich die Folgen der Alterung des menschlichen Gehirngewebes abwehren lassen«. Die Areale, die wieder größer wurden, sind für das normale Funktionieren des Gehirns unentbehrlich. Gehen diese endgültig verloren, kann das zu einer Fülle von Leiden führen, unter ihnen Schizophrenie und Alzheimer.

Verantwortungsvolle Ärzte machen nur wenig Hoffnung, dass für Menschen mit bereits ausgebrochener Demenz in absehbarer Zeit gute medikamentöse Hilfe möglich sein wird. Zur gleichen Zeit haben mehr als 40 Prozent der Erwachsenen, die über 50 Jahre alt sind, Angst, dereinst durch Alzheimer den Verstand zu verlieren. Die Hirnforschung hat uns noch nie bessere Argumente geboten, in Bewegung zu kommen.

Training – die bessere Tablette

Wer ins Schwitzen kommt, der schickt sein Gehirn zur Kur. Diese beginnt mit den bereits erwähnten Wuchs- und Botenstoffen, die in großer Zahl durchs Denkorgan zirkulieren. Sodann erhöht sich die Zahl und die Länge der Verbindungen zwischen den Nerven, und es wachsen Blutgefäße. Das Gehirn wird, wenn man so will, von innen aufgemöbelt und ist wandelbarer und anpassungsfähiger als zuvor. Den erstaunlichsten Gehirnverjünger jedoch stellt das folgende Kapitel vor. Es erzählt davon, wie körperliche Bewegung frische Nervenzellen im Gehirn wachsen lässt.

Kapitel 11
Jungbrunnen im Gehirn

Der Hirnforscher Jeffrey Macklis bietet seinen Mäusen jeden Tag etwas Neues zum Schnuppern: Mal bläst er ihnen den Geruch von Schokolade in den Käfig, dann lässt er sie Wolken aus Rosenwasser einatmen.

Den Tieren eröffnet er damit eine unbekannte Welt. Denn aufgewachsen in einem geruchsdichten Quartier, lebten sie bisher stets im eigenen Mief. Keinen einzigen dieser Düfte haben sie jemals zuvor zu schnüffeln bekommen. Wie wird ihr Gehirn auf die unbekannten Reize reagieren?

Macklis und seine Kollegen am Center for Nervous System Repair des Massachusetts General Hospital und der Harvard Medical School in Boston waren die Ersten, die erkennen konnten, was genau im Riechhirn der Tiere passiert. Die Wissenschaftler verfolgten dazu das Schicksal neuer Nervenzellen, die in bestimmten Regionen des Vorderhirns entstehen und dann in den Riechkolben wandern, von wo aus die Verarbeitung von Gerüchen erfolgt.

Die Forscher stellten nun fest: Wenn es am Tag ihrer Entstehung unbekannte Düfte zu schnuppern gibt, dann reifen die Neulinge zu besonders aktiven Nervenzellen und integrieren sich nach zwei bis drei Wochen in die Schaltkreise des Gehirns. Sie entwickeln lange Fortsätze und knüpfen eifrig Verbindungen (Synapsen) zu anderen Neuronen. Im Gegensatz dazu sind die alteingesessenen Nervenzellen, die sich schon vorher im Riechkolben vernetzt haben, durch einen neuen Geruch kaum mehr zu erregen. Mit jedem Duft wird also eine frische Generation von Riechzellen geprägt und im Gehirn verankert. »Die neuen Nervenzellen ersetzen nicht einfach die alten«, sagt Macklis. »Vielmehr haben sie eine eigene Aufgabe: das Erlernen neuer Gerüche.«[1]

Neue Nervenzellen für neue Erinnerungen – an diese Formel glaubt auch Elkhonon Goldberg, klinischer Psychologe von der New York University in Manhattan. In seiner zwei Blocks südlich vom Central Park gelegenen Praxis suchen ihn immer wieder alte Menschen auf, die ständig ihre Schlüssel verlegen, die Herdplatte anlassen oder nicht mehr wissen, was auf der Buchseite steht, die sie gerade gelesen haben.

Gegen ihre Vergesslichkeit verschreibt ihnen Goldberg ein Trainingsprogramm, das die verschiedenen kognitiven Funktionen ansprechen soll: das Erinnern von Wörtern, die geistige Beweglichkeit, das räumliche Denken. Dazu hat der Psychologe rund 200 Tests gesichtet, wie man sie für gewöhnlich bei der Rehabilitation von Schlaganfallpatienten einsetzt, und knapp 60 Aufgaben zu einem Anti-Schusseligkeits-Programm zusammengestellt: Zweimal in der Woche gilt es jeweils eine Stunde lang unterschiedliche Aufgaben am Computer zu lösen. Beispielsweise müssen die vergesslichen Menschen herausfinden, nach welchen Gesetzmäßigkeiten bunte Dreiecke, Quadrate und Kreise auf dem Bildschirm angeordnet sind.

Am Ende des Programms, das auf jeweils drei Monate angelegt ist, überprüft Goldberg, ob die Übungsstunden auch tatsächlich das Erinnerungsvermögen seiner Schützlinge im Alltag verbessert haben. Nach bisher 100 Teilnehmern zeigt sich Goldberg von den Ergebnissen »angenehm beeindruckt«. Bei etwa 60 Prozent der Patienten wurde der schleichende Verlust des Erinnerungsvermögens gestoppt, bei 30 Prozent sei das Gedächtnis sogar besser geworden.

»Unsere Erfolge gehen vermutlich darauf zurück, dass im Gehirn frische Nervenzellen heranwachsen«, sagt Goldberg, der sein Programm gegenwärtig überarbeitet und künftig als Software für zu Hause anbieten will. »Denn mit kognitiver Aktivität kann man die Entstehung neuer Neuronen gezielt anregen.«[2]

Ein Jungbrunnen im Gehirn? Neue Denkkraft dank neuer Zellen? Bis vor kurzem noch hätte man Macklis und Goldberg als Phantasten abgetan. Denn der Mediziner aus Boston und der Neuropsychologe aus Manhattan rütteln an einem Dogma, das ein Jahrhundert lang als unumstößlich galt: Schon im Säuglingsalter hören Nervenzellen demnach auf, sich zu teilen. Das Gehirn könne sein Leistungsvermögen bestenfalls auf einem bestimmten Niveau halten – und entwickle sich im Alter meistens sogar zurück.

Doch nun tragen Neurologen, Biochemiker und Ärzte immer mehr Hinweise auf einen gegenläufigen Trend zusammen: Stund um Stund kommen unter dem Schädeldach junge Nervenzellen auf die Welt. Verdutzt und voller Ehrfurcht erkennen die Forscher: Die Neubildung der Nervenzellen, wissenschaftlich Neurogenese genannt, hält bis ins Greisenalter an und scheint unentbehrlich für das normale Funktionieren des Denkorgans.

»Wir fangen jetzt an, das Gehirn aus einer völlig neuen Perspektive zu sehen«, urteilt Gerd Kempermann vom Center for Regenerative Therapies Dresden, der das erste Lehrbuch zum Thema vorgelegt hat.[3] »Es gibt da eine positive Tendenz: Die Entwicklung des Gehirns hält ein Leben lang an.«

Besonders ermutigend: Die neuen Neuronen, die da in alten Köpfen sprießen, erweisen sich als überdurchschnittlich vielseitig. Aus diesem Grund tragen die Tausendsassas wohl entscheidend zu den erstaunlichen Leistungsreserven bei, die es dem Gehirn erlauben, schwierige und unerwartete Aufgaben zu bewältigen. Kempermann sagt: »Vermutlich ist die Neurogenese eine wesentliche Voraussetzung dafür, bis ins hohe Alter geistig fit zu bleiben.«

Ob einem der Verstand ein Leben lang erhalten bleibt, ist demnach nicht mehr nur den Genen überlassen. Vielmehr entscheidet die Lebensführung wesentlich über Wohl und Wehe neuer Nervenzellen mit. Am Anfang steht die körperliche Bewegung. Durch sie schnellt die Produktion frischer Neuronen nach oben. Doch ist es damit offenbar nicht getan. Diese Neulinge wachsen nur dann zu funktionstüchtigen Neuronen heran und verankern sich nur dann dauerhaft im Gehirn, wenn man ihnen etwas bietet: Lernreize und geistige Herausforderung. Bleiben dagegen Anregungen und Aktionen aus, dürfte gerade bei alten Menschen ein großer Teil des Nervennachwuchses schnell wieder zugrunde gehen.

Dass sich dieses Drama in unseren Köpfen genauso abspielt, können die Forscher gar nicht so leicht beweisen (man müsste erwachsenen Menschen radioaktiv markierte Zellbausteine verabreichen und sie daraufhin töten, um die frischen Nervenzellen zur genauen Analyse aus ihren Gehirnen ernten zu können). Aber immer neue Laborbefunde lassen keinen Zweifel daran, dass es sich im Menschenhirn genauso zuträgt. Einen überzeugenden Hinweis haben Forscher in den USA vorgelegt. Sie ließen elf gesunde Frauen und Männer drei Monate lang im Fitness Center der Columbia University (New York) trimmen und untersuchten ihre Gehirne per Kernspin. Durch das Training wurde ein bestimmtes Areal im Hippocampus verstärkt durchblutet. Paralleluntersuchungen an rennenden Mäusen offenbarten, was der vermehrte Blutfluss zu bedeuten hatte: Im betreffenden Hirnareal waren zusätzliche Blutgefäße (Kapillaren) und neue Nervenzellen gewachsen.[4]

Beteiligt an den bahnbrechenden Experimenten war der Neurowissenschaftler Fred Gage vom Salk Institute im südkalifornischen La Jolla, der das Feld mit einer Fülle von Befunden vorangebracht hat. In seinem Labor wurde die Rolle der körperlichen Bewegung als Düngemittel für Neuronen überhaupt erst erkannt. Wenn erwachsene Mäuse ihren natürlichen Bewegungsdrang in Laufrädern ausleben können, dann produzieren sie in ihren Gehirnen besonders viele neue Nervenzellen. Aus diesem Grund lassen inzwischen alle Forscher, die das Phänomen der Neurogenese erkunden, ihren Versuchstieren freien Auslauf. Nur dann nämlich bilden die Mäuse ausreichend neue Nervenzellen.

Nur, macht dieser Nachschub die Mäuse auch tatsächlich klüger? Vor einiger Zeit hat die aus den Niederlanden stammende Forscherin Henriette van Praag in La Jolla genau das nachweisen können. Am Anfang half ihr ein glücklicher Zufall. Von Mitarbeitern einer benachbarten Biotech-Firma, die pleitegegangen war, bekam Henriette van Praag 19 Monate alte Mäuse (das entspricht einem Menschenalter von 60 Jahren) geschenkt. Sie waren ihr ganzes Leben lang in Käfigen gehalten worden. Die eingepferchten Nager waren ideal, um den Effekt von Fitness auf abgestumpfte Gehirne zu studieren.[5]

Eine Hälfte der Mäuse setzte Praag in einen Käfig mit Laufrad, auf dem die Tiere jeden Tag fünf bis sechs Kilometer rannten. Der anderen Hälfte hingegen wurde eine Möglichkeit zur Bewegung weiterhin verwehrt. Nach 35 Tagen ließ die Forscherin jede Maus in eine milchige Wasserwanne plumpsen. In der Mitte des kreisrunden Pools befand sich eine versteckte Plattform, auf der Mäuse stehen können, vergleichbar einer verborgenen Untiefe im Meer. Da die Nagetiere wasserscheu sind, bleiben sie auf der Plattform, wenn sie beim Herumpaddeln zufällig auf diese stoßen. Setzt man ein und dieselbe Maus nun mehrere Male nacheinander ins Becken, so merkt sie sich die Lage der Plattform.

Und siehe da: Das Abschneiden bei diesem Lerntest hing stark davon ab, wie viel die Altmäuse sich zuvor körperlich bewegt hatten. »Faule alte Mäuse gaben bald auf, dümpelten herum und warteten darauf, dass ich sie aus dem Becken hob«, erzählt Henriette van Praag. Während die trägen Tiere im Durchschnitt 30 Sekunden brauchten, bis sie auf die Plattform stießen, waren die trainierten Artgenossen doppelt so schnell: Nach 15 Sekunden schon hatten sie die Zuflucht gefunden.

Doch waren die Unterschiede im Lerntest auf die Produktion neuer Nervenzellen bei den Laufradmäusen zurückzuführen?

Zehn Tage nach dem Test wurden die Mäuse getötet und die Zahl der neu gebildeten Nervenzellen in ihren Gehirnen gezählt: Tatsächlich hatten sich bei den Sportlern wesentlich mehr Hirnzellen zu voll funktionstüchtigen Neuronen entwickelt als bei den Nichttrainierten. Die verkümmerten Gehirne der Mäuse wurden auf dem Laufrad gleichsam verjüngt.

Henriette van Praag gibt sich überzeugt, dass nicht nur alte Mäuse-, sondern auch betagte Menschengehirne von körperlicher Bewegung profitieren. Sie empfiehlt: »Wenn Sie Ihre älter werdenden Verwandten vor Parkinson schützen wollen, dann kaufen Sie denen ein Laufband.« Der drahtige Leiter des Labors sieht es ähnlich und treibt deshalb regelmäßig Sport. Fred Gage sagt: »Die Leute halten das Gehirn für einen unveränderlichen Computer. Dabei ist es ein formbares Organ aus Fleisch, Blut und Nervenzellen. Veränderungen in diesem Organ kann man selbst kontrollieren.«

Die Entdeckung der Neurogenese verändert gegenwärtig nicht nur das Bild des gesunden Hirns, sondern auch das Verständnis davon, warum und wie Gehirne erkranken. Die Alzheimersche Demenz und die Schüttellähmung (Parkinson) etwa führte man bisher immer auf das Absterben alter Nervenzellen zurück. Nun denken Ärzte um: Brechen die beiden unheilbaren Krankheiten in Wahrheit deshalb aus, weil keine neuen Neuronen mehr geboren werden?

Auch für Lernstörungen und Depressionen, für Alkoholismus, Nikotinsucht und schizophrene Psychosen diskutieren Mediziner inzwischen intensiv die Bedeutung der Neurogenese – es sind just jene Erkrankungen, gegen die körperliche Bewegung zu helfen scheint!

Die Erforschung der Neurogenese habe sich »zu einem der interessantesten und vielversprechendsten Projekte der modernen Neurowissenschaften und insbesondere auch der molekularen Psychiatrie entwickelt«, berichtet das Fachblatt *Der Nervenarzt*.[6] Manches, was die Forscher entdecken, erscheint ihnen noch rätselhaft. So beschränkt sich die natürliche Neurogenese auf Teile des Vorderhirns und auf eine Region des Hippocampus, der fürs Lernen von grundlegender Bedeutung ist.

Doch finden sich auch in fast allen anderen Winkeln des Gehirns neuronale Stamm- und Vorläuferzellen. Diese sind teilungsfähig und haben das Potential, zu vollwertigen Neuronen heranzureifen. Bloß, sie tun es nicht. Sie liegen vielmehr in einer Art Dornröschenschlaf. Warum nur?

Die schlummernden Zellen zu wecken und zum Wachstum anzuregen, das wäre ein Traum der Medizin – und der Gruppe von Jeffrey Macklis in Boston ist es zumindest an Mäusen und Vögeln bereits gelungen. Etliche Pharmafirmen suchen seither nach Pillen und Therapien, um späterhin das brachliegende Potential aktivieren zu können. Hirn, so lautet das Motto, kuriere dich selbst!

Mythos vom unveränderbaren Gehirn

Diese Hoffnung fußt auf einem Phänomen, das die Neurowissenschaft während des vorigen Jahrhunderts gar nicht wahrhaben wollte. Wie ein Verdikt wirkte die Ansicht des spanischen Hirnforschers und Nobelpreisträgers Santiago Ramón y Cajal, der 1928 schlicht befand: »Im erwachsenen Gehirn sind die Nervenbahnen starr und unveränderlich. Alles kann sterben, aber nichts kann regenerieren.«

Zwar regten sich hie und da Zweifel an der Lehrmeinung. Doch jene Experimentatoren, die sie äußerten, wurden von ihren Kollegen nur verlacht. Joseph Altman vom Massachusetts Institute of Technology (MIT) in Cambridge verabreichte in den 60er Jahren erwachsenen Ratten, Katzen und Meerschweinchen radioaktiv markierte Bausteine der Erbsubstanz DNA.

Anschließend spürte Altman die markierten Bausteine in der DNA von Nervenzellen auf: Sie waren also bei der Zellteilung in den Zellkern eingebaut worden – ein Beweis dafür, dass sich im Gehirn neue Neuronen gebildet hatten. Die Fachwelt jedoch ignorierte Altmans Befunde. Eine Festanstellung am renommierten MIT blieb ihm verwehrt – er fand nur im fernen Indiana eine Stelle. Frühe Weggefährten und Kollegen wissen heute nicht, was aus ihm geworden ist.

Zehn Jahre später zeigte Michael Kaplan von der University of New Mexico elektronenmikroskopische Aufnahmen herum, auf denen frisch entstandene Nervenzellen zu sehen waren. Aber auch er stieß auf Ignoranten. Der damals einflussreiche Hirnforscher Pasko Rakic von der Yale University in New Haven (US-Bundesstaat Connecticut), erinnert sich Kaplan, habe den Befund hochmütig kommentiert: »Die Zellen mögen in New Mexico wie Neuronen aussehen, aber in New Haven tun sie es nicht.«

Rakic ersann sogar eine Theorie, warum menschliche Nervenzellen sich gar nicht teilen könnten: Irgendwann im Lauf der Menschwerdung hätten unsere Urahnen die Fähigkeit, neue Nervenzellen zu bilden, eingetauscht gegen das Vermögen, bei gleichbleibender Neuronenzahl Erinnerungen zu speichern. Im Gehirn des Homo sapiens sei aus »Stabilitätsgründen« kein Platz mehr für neue Nervenzellen.

Am Ende trugen singende Kanarienvögel maßgeblich dazu bei, das Dogma zu Fall zu bringen. Jedes Frühjahr trillern die Männchen ihr Lied, im Lauf des Sommers jedoch verlieren sie ihr Repertoire wie alte Federn in der Mauser – um im nächsten Frühling die Weibchen mit neuen Melodien zu bezirzen.

Dem Biologen Fernando Nottebohm von der Rockefeller University in New York kam unter der Dusche die Idee, wie die Vögel das hinbekommen: Das mit den alten Melodien angefüllte Hirnareal der Kanarienvögel stirbt einfach ab und wird im nächsten Frühjahr gegen neue Zellen ausgetauscht. Experimente mit radioaktiven DNA-Bausteinen bestätigten die Vermutung: Tatsächlich produzieren die Männchen jeden Tag Abertausende Neuronen.

Zwar glaubten anfangs manche, das Nachwachsen des Hirngewebes sei eine Besonderheit der Vögel. Doch kaum hatten sich die Forscher auf die Suche gemacht, wurden sie allerorten fündig: Frösche, Eidechsen, Nagetiere und Affen – sie alle verfügen über Neurogenese. Warum sollte der Mensch da eine Ausnahme bilden?

Den Beweis beizubringen war lange schwierig. Doch dann, im Jahr 1998, dämmerte es schwedischen und amerikanischen Hirnforschern: Vielen schwerkranken Krebspatienten werden ja radioaktiv markierte DNA-Bausteine in den Körper injiziert. Auf diese Weise versuchen die behandelnden Ärzte zu erkennen, wie viele neue Tumorzellen in den Geschwülsten entstehen.

Da aber die markierte DNA in jede sich teilende Körperzelle eingebaut wird, so die damalige Überlegung, müssten sich in behandelten Patienten neu entstandene Neuronen ebenso nachweisen lassen. Die Forscher studierten fünf Menschen mit fortgeschrittenem Kehlkopfkrebs. Nachdem diese ihrem Tumorleiden erlegen waren, wurden ihre Schädel geöffnet. Der Befund: Noch bis zum Schluss hatten sich in allen Gehirnen frische Nervenzellen gebildet. Das gleiche Ergebnis wie bei Altmans Tierversuchen.

Seither gilt als sicher: Tag für Tag kommen im Hippocampus eines Erwachsenen einige Hundert Nervenzellen hinzu. Im Vergleich zu den etwa 100 Milliarden Neuronen, aus denen das Gehirn besteht, mag die Zahl der Novizen gering und unerheblich erscheinen. Dafür jedoch verfügen die Nachwuchszellen noch über eine Erregbarkeit, die den alteingesessenen Neuronen längst abhandengekommen ist. »Es genügen offenbar bereits wenige neu gebildete Zellen«, so der Dresdner Hirnforscher Kempermann, »um die Netzwerkarchitektur des Gehirns grundlegend zu verändern.«

Lernen formt das Gehirn

So schenken die flexiblen Neulinge dem Gehirn womöglich erst jene Wandlungsfähigkeit, deren Ausmaß man in den vergangenen Jahren erkannt hat. Wer beispielsweise im Erwachsenenalter mit dem Jonglieren beginnt, der lässt sein Gehirn dadurch gezielt wachsen – das haben Neurologen aus Jena und Regensburg als Erste entdeckt und in der Fachzeitschrift *Nature* verkündet.[7]

Die Wissenschaftler ließen Menschen, die im Durchschnitt 22 Jahre alt waren, drei Monate lang das Jonglieren lernen. Die zwölf geschicktesten Kandidaten konnten am Ende drei Bälle mindestens eine Minute lang in der Luft halten. Ihre Gehirne wurden per Kernspin durchleuchtet, und zwar vor dem Training, direkt danach und nach einer drei Monate langen Jonglierpause. Als Vergleich dienten die Gehirne untrainierter Probanden.

Nach drei Monaten, so zeigte sich, hatten sich die Jongleur-Gehirne beidseitig an den Seitenlappen verändert. Im so genannten intraparietalen Sulcus, der auf die Wahrnehmung von Objekten spezialisiert ist, war eine deutliche Vergrößerung zu erkennen. Nach der Trainingspause bildete sich der Anbau im Kopf teilweise wieder zurück.

Menschen, die eine Fremdsprache lernen, verändern ebenfalls ihr Gehirn: Die Dichte der grauen Substanz in einem ganz bestimmten Areal des linken Kortex nimmt zu.

Das fanden Mitarbeiter des Wellcome Department of Imaging Neuroscience in London heraus, als sie die Gehirne von 105 Menschen, 80 davon waren zweisprachig, mit bildgebenden Verfahren untersuchten.[8] Zwar ist der Effekt bei Kindern besonders ausgeprägt. Aber auch wer später im Leben Vokabeln paukt, erhöht merklich die Dichte seiner Denkzellen.

Weder bei den Jongleuren noch bei den Zweisprachigen allerdings konnten die Forscher bisher klären, welche Zauberkräfte da genau im Kopf walten. Denn die erstaunliche Wandlungsfähigkeit des Gehirns, in der Fachsprache Plastizität genannt, geht auf mindestens drei verschiedene Mechanismen zurück: Zum einen können sich binnen Sekunden die vorhandenen Synapsen zwischen den Neuronen verstärken – anders wäre nicht erklärlich, dass der Mensch sich an das erinnert, was er soeben gehört, gefühlt oder gerochen hat.

Überdies aber können – meist im Verlauf von Stunden – neue Synapsen sprießen. Das Netzwerk der Nervenzellen verschaltet sich also ständig aufs Neue, Erinnerungen werden auf diese Weise dauerhafter verankert.

Mit der Neurogenese schließlich kommt nun ein weiterer Mechanismus hinzu, der viele Tage dauert und das Gehirn womöglich besonders nachhaltig verändert. Studie um Studie stützt die These, dass das Nachwachsen von Hirnzellen im erwachsenen Gehirn »ein wichtiger Bestandteil der neuronalen Plastizität« ist.[9]

Das könnte bedeuten: Die wenigen, aber ungemein vielseitigen neuen Nervenzellen haben maßgeblich Anteil daran, dass sich das Gehirn das ganze Leben hindurch anpassen kann. So wie ein Muskel unter Belastung wächst, so gedeihen die grauen Zellen, wenn man sie fordert: Die frischen Neuronen im Riechkolben etwa entfalten sich, wenn sie auf neue Düfte stoßen. Und die neuen Nervenzellen im Hippocampus sprießen und reifen, wenn sie auf Eindrücke treffen, die zu erinnern sich lohnt.

Geistige Bewegung – Rüstzeug für gesunde Gehirne

So könnte sich die Neurogenese als der lange gesuchte Mechanismus erweisen, über den die Umwelt das Gehirn formt und prägt. Jedenfalls zeigt sich in empirischen Untersuchungen ein ums andere Mal: Wer ein körperlich und geistig aktives Leben führt, der scheint sein Gehirn vor unliebsamen Verfallserscheinungen im Alter zu schützen.

Forscher aus Chicago zum Beispiel führten eine Erhebung unter 642 alten Menschen mit unterschiedlicher Ausbildung durch: Jedes Studienjahr senkte das Alzheimer-Risiko um 17 Prozent. Auch weitere Ergebnisse legen nahe, dass eine formale Ausbildung vor Alzheimer schützt.

Ende der 80er Jahre trat der kalifornische Neurologe Robert Katzman an, das Phänomen genauer zu erklären. Seiner Idee zufolge vergrößert das viele Denken und Pauken die Dichte der neuronalen Verbindungen im Gehirn – und erhöht auf diese Weise die *kognitive Reserve*. Je größer das geistige Gepäck eines Menschen sei, desto besser könne sein Gehirn den Verlust von Zellen durch Krankheit und Alter verkraften.

Bestätigt wurde Katzmans Modell 15 Jahre später. Dazu hatten Altersforscher 130 katholische Geistliche und Nonnen zu Lebzeiten einigen kognitiven Tests unterzogen und, nach dem natürlichen Tod, ihre Gehirne obduziert. Egal, ob die Untersuchten besonders gut oder eher schlecht ausgebildet waren: Die typischen Plaques, die sich im Alzheimer-Hirn ablagern, fanden sich in den Gehirnen gleich häufig.

Allerdings zeigte sich, dass die Denkorgane durch diese Ablagerung unterschiedlich stark beeinträchtigt waren: Die Menschen mit der besseren Ausbildung hatten kognitive Fähigkeiten im Alter wesentlich besser erhalten als die schlichter strukturierten Personen. Mehr noch: Die Gutausgebildeten zeigten erst dann Alzheimer-Symptome, als sie fünfmal so viele Plaques im Kopf hatten wie die weniger gebildeten Vergleichspersonen. Anscheinend verfügten sie tatsächlich über eine beträchtliche kognitive Reserve. Ihre Ausbildung und die damit einhergehende Denklust halfen ihrem Gehirn, die beginnende Erkrankung zu tolerieren und zu kompensieren.

Ihre derzeitige Beschäftigung – Lesen –, aber auch Kartenspielen, Handarbeiten oder Puzzeln erhält die Denkkraft, sagt der Neurologe Robert Friedland von der Case Western Reserve University in Cleveland (US-Bundesstaat Ohio): »Ich glaube, das alles ist irgendwie mit dem Lernen verbunden.« Ein interessanter Job hält demnach gesund – und der vorgezogene Ruhestand ist vielleicht ein fataler Schritt in die Verdummung.

Zumindest sollte sich, wer sich zur Ruhe setzt, vorm Fernsehen hüten – es erhöht Friedman zufolge das Risiko, an Alzheimer zu erkranken. Die Forscher befragten die Verwandten und Partner von 135 Alzheimer-Patienten nach deren Aktivitäten vor Ausbruch der Krankheit. Die Antworten verglichen sie mit Auskünften von 331 gesunden Kontrollpersonen.[10]

Die Ergebnisse offenbaren, dass die Alzheimer-Kranken einen weitaus größeren Teil ihrer Lebenszeit vor der Flimmerkiste verbracht hatten als ihre gesunden Altersgenossen:

Mit jeder weiteren Stunde, welche die Befragten jeden Tag vor dem Fernseher verbracht hatten, wuchs das Alzheimer-Risiko um den Faktor 1,3.

Das muss freilich nicht bedeuten, dass Programminhalte selbst den Geist verkümmern lassen. In jedem Fall aber ist langer und regelmäßiger TV-Konsum Hinweis auf ein körperlich und geistig träges Leben – und das wiederum macht anfällig für Alzheimer.

Im Unterschied zu dieser Demenz, die mit dem vollständigen Verlust der Persönlichkeit enden kann, gilt der altersbedingte Rückgang der geistigen Leistungsfähigkeit nicht als Krankheit. Gleichwohl kann man auch dieser harmloseren Schusseligkeit gezielt entgegenwirken, wie Ulman Lindenberger und Martin Lövdén vom Berliner Max-Planck-Institut für Bildungsforschung im Fachblatt *Psychology and Aging* berichten.[11]

Die Psychologen hatten 516 Berliner Bürger im Alter von 70 bis über 100 Jahren in ihrer Entwicklung beobachtet und das Ausmaß ihrer »sozialen Teilhabe« erfasst. In Interviews fragten sie die alten Menschen, ob sie jeweils am Tag zuvor andere Menschen besucht oder selbst Besucher empfangen hatten. Überdies wurden Hobbys sowie Besuche in Restaurants, von Tanztreffen und kulturellen Veranstaltungen auf »Aktivitätslisten« festgehalten.

Das Ergebnis: Jene älteren Menschen, die ein sozial reiches Leben führten, zeigten im Laufe der acht Jahre »einen geringeren Verlust an kognitiver Leistungsfähigkeit als Personen mit einem niedrigeren Ausmaß an sozialer Teilhabe«.

Vor allem aber konnte die Untersuchung auch klären, wie Ursache und Wirkung zusammenhängen. Vorstellbar wäre ja gewesen, dass Menschen mit größerer Denkkraft einfach nur dazu neigen, ein besonders anregendes Dasein zu führen. In diesem Fall hätte der Lebenswandel keinerlei Einfluss auf den Alterungsprozess im Kopf.

Lindenberger und Lövdén jedoch konnten nachweisen, dass dem nicht so ist: Vielmehr ist es tatsächlich das sozial aktive Leben selbst, das den altersbedingten Denkschwund aufhält. »Die schützende Funktion hoher sozialer Teilhabe besteht vermutlich in ihrer stimulierenden Wirkung auf Gehirn und Verhalten«, resümieren die Wissenschaftler.

Bezogen auf den Alltag bedeuten ihre Befunde: Wer als Rentner nach der Matinee mit den Enkelkindern durch den Zoo streift und abends Freunde beim Italiener trifft, hält sein Gehirn nachweislich jung. Dieser Effekt werde durch körperliche Aktivität und Sport noch weiter verstärkt, sagt Psychologe Lindenberger. »Die Koordination der Sinne mit dem Körper erfordert mit zunehmendem Alter immer mehr Aufmerksamkeit«, sagt er.

Das Überqueren einer Straße etwa nimmt das Gehirn eines Greises weitaus stärker in Anspruch als das eines Teenagers. Wer seinen Körper jedoch trainiert und fit hält, der kann diesen Aufmerksamkeitsbedarf spürbar verringern. »Die dadurch frei werdenden Kräfte kann man für andere geistige Aktivitäten nutzen«, sagt Lindenberger, der das Modell der kognitiven Reserve damit um eine Bewegungs-Komponente erweitert: Körperliche wie geistige Aktivitäten sind die besten Maßnahmen, um das Gehirn vor Niedergang und Siechtum zu schützen.

Kapitel 12
Krebs – einfach weglaufen?

Vor vielen Jahren machte sich ein junger Arzt namens David Garabrant an eine Rechenaufgabe mit ungewissem Ausgang. Es ging darum, die Daten des Krebsregisters von Los Angeles County auszuwerten. Garabrant schaute sich an, welche Hautfarbe die Erkrankten hatten – nichts erschien ihm auffällig. Sodann durchforstete er die Zahlenkolonnen mit Blick auf das Alter – auch hier keine lohnenswerte Spur.

Als Nächstes besah Garabrant sich die Berufe der Erkrankten näher und kam auf die Idee, diese danach einzuteilen, ob und in welchem Ausmaß sie körperliche Bewegung abverlangen: sitzende, moderat aktive und sehr aktive Tätigkeiten. Dann schaute der Doktor nach, in welcher Kategorie jene Menschen gearbeitet hatten, die an Darmkrebs erkrankt waren – und stieß auf einen fesselnden Befund: Je stärker einen der Job körperlich in Bewegung hielt, desto seltener gab es Fälle von Darmkrebs unter den Arbeitnehmern zu verzeichnen.

Als er seine Arbeit an der University of Southern California vorstellte, schauten die anderen im Saal, zumeist Statistiker und Epidemiologen, zunächst verdutzt. Dann begannen sie zu kichern, zu lachen und zu johlen. Die Geschichte erschien ihnen zu gut, um wahr zu sein: Körperliche Bewegung senkt das Risiko, an Darmkrebs zu erkranken. David Garabrant, inzwischen Professor für Epidemiologie an der University of Michigan in Ann Arbor, erinnert sich: »Die haben mich regelrecht aufgezogen: Jetzt hör aber auf!«[1]

Doch der Arzt hörte nicht auf – und er hat recht behalten. An die 50 verschiedene Studien haben den Zusammenhang zwischen körperlicher Trägheit und Darmkrebs-Risiko erhärtet. Mitarbeiter des führenden Fred Hutchinson Cancer Research Center in Seattle etwa haben den Schutzeffekt an männlichen Testpersonen nachweisen können, und zwar auf der Ebene einzelner Zellen. Sie unterteilten 102 gesunde Männer in zwei Gruppen. Die einen Probanden sollten fortan an sechs Tagen der Woche eine Stunde Ausdauersport treiben; die anderen sollten weiterleben wie vorher. Nach einem Jahr nahmen die Ärzte Proben aus dem Darmgewebe der Probanden und betrachteten diese unterm Mikroskop. Auf diese Weise lässt sich erkennen, wie viele der Zellen sich gerade im Stadium der Teilung befinden. Je mehr es sind, desto größer ist das Risiko einer bösartigen Wucherung.

Die Untersuchung der Zellen ergab: Das Ausmaß des unguten Wachstums war deutlich verringert unter jenen Männern, die im Durchschnitt vier Stunden Sport in der Woche getrieben hatten. Mehr als fünf Stunden Training gingen mit einer noch geringeren Proliferation einher. Jene Männer, die faul waren oder sich nur unregelmäßig zur Ertüchtigung aufrafften, hatten dagegen keinen günstigen Effekt.[2]

Es ist nicht nur der Darmkrebs, den man mittels Sport auf Distanz halten kann. Einen ähnlichen Zusammenhang haben Forscher auch für Brustkrebs entdeckt. Selbst wer erst später im Leben, nach Erreichen der Wechseljahre, seinen Körper mobilisiert, kann sein Risiko demnach um 20 Prozent senken. Dazu reicht es, an fünf Tagen der Woche etwa 30 Minuten aktiv zu sein, etwa flott spazieren zu gehen oder Rad zu fahren. Die Vorteile waren für schlanke und mäßig übergewichtige Frauen am größten; sehr übergewichtige und fettleibige Frauen profitierten jedoch nicht. Für Letztere ist der Weg also beschwerlicher, aber ebenso möglich. Sobald sie den Fettanteil verringert haben, werden sie nämlich genau wie die anderen vom Training profitieren.

Eine Studie schreibt sogar Hausarbeit wie Staubsaugen, Putzen, Kochen und Bügeln einen Schutzeffekt gegen Brustkrebs zu. Das hat eine Gruppe um Petra Lahmann vom Deutschen Institut für Ernährungsforschung Potsdam-Rehbrücke in Nuthetal herausgefunden. Die Forscher hatten dazu den Gesundheitszustand von 218 169 Frauen mehr als sechs Jahre lang verfolgt. Die Hausarbeit, die es Tag für Tag zu erledigen galt, machte den größten Teil ihrer körperlichen Aktivitäten aus – und senkte das Brustkrebsrisiko um 20 Prozent (bei jüngeren Frauen) bis 30 Prozent (bei Frauen nach den Wechseljahren). Die Forscher wollen ihren Befund mitnichten als Aufruf verstanden wissen, Frauen gehörten zurück an den Herd. Vielmehr überbringt ihre Studie eine Botschaft, die für beide Geschlechter gilt: Der Nutzen der Bewegung stellt sich bereits bei vergleichsweise geringen Intensitäten ein.[3]

Auch das Risiko für Prostatakrebs wird durch körperliche Bewegung kleiner. In den Vereinigten Staaten von Amerika ist er die häufigste Krebserkrankung der Männer, während er in asiatischen Ländern viel seltener ausbricht. Wenn Männer aus Japan und aus China in die Vereinigten Staaten einwandern und die westliche Lebensweise annehmen, dann nähert sich ihr Risiko, am Prostatakrebs zu erkranken, jenem der weißen US-Amerikaner an. Neben dem Ernährungsverhalten spielt die körperliche Inaktivität eine maßgebliche Rolle. Diese fördert unterschiedlichen Studien zufolge das Prostatakrebsrisiko um 10 bis 70 Prozent.

Doch wie genau kann ein aktiver Lebenswandel dem Wuchern von Krebszellen entgegenwirken? Was Darmkrebs angeht, liegt es wohl auch an der Verdauung. In trägen Körpern wird die Nahrung verlangsamt umgeschlagen, weil die Darmperistaltik eingeschränkt ist. Aus diesem Grund bleiben krebsauslösende Stoffe, die in der Nahrung enthalten sind, vergleichsweise lange im Darm und können ihre schädliche Wirkung entfalten. Doch die Forscher diskutieren eine ganze Reihe von Mechanismen, von denen einige oder alle zusammenwirken, wenn sie eine Krebserkrankung verhindern:[4]

Ungute Hormone aus dem Fett

Körperliche Bewegung verringert das Gewicht und auf diese Weise auch die Herstellung weiblicher Geschlechtshormone, vor allem der Östrogene. Diese werden nämlich nicht nur in den Eierstöcken produziert, sondern auch im Fettgewebe hergestellt. Deshalb führt Mangelbewegung nicht nur zu Speckpolstern, sondern auch zu einem hohen Hormonspiegel, der seinerseits das Heranwachsen bösartiger Geschwülste im Gebärmutterhals, im Endometrium, in den Eierstöcken und der Brust begünstigen kann.

Körperliche Bewegung ist das natürlichste Mittel, die Konzentration dieser Hormone zu verringern. Anne McTiernan vom Fred Hutchinson Cancer Research Center in Seattle hat diesen Zusammenhang in einer Studie mit 267 Frauen nachgewiesen, die keine künstlichen Hormone zu sich nahmen.[5] Die Frauen wurden gewogen und gaben Auskunft darüber, wie viele Stunden sie sich pro Woche körperlich bewegen. Außerdem stellten sie eine Blutprobe zur Verfügung, die unter anderem auf die Hormone Östradiol und Östron untersucht wurde. Diese Hormone sind biologisch besonders aktiv und können das Wachstum eines Tumors in der Brust begünstigen.

Das Ergebnis: Frauen, die viel wiegen und sich wenig bewegen, haben Hormonspiegel, die um 50 bis 100 Prozent höher sind als jene von Frauen, die wenig wiegen und sich viel bewegen. Wer also auf sein Gewicht achtet und mit leichtem Sport beginnt, könne den Hormonspiegel aus eigener Kraft auf »ein gesundes Niveau« senken, folgert Anne McTiernan.

Ihrer Studie zufolge reichen dazu 30 Minuten moderates Training an fünf Tagen in der Woche. Diese Intensitäten sind so gering, dass sie weder Periode noch Fruchtbarkeit durcheinanderbringen. Vielmehr wirkt das Training auf eine unmerkliche Art: Beispielsweise erhöht es die Menge bestimmter Proteine, die Hormonmoleküle aus dem Blut fischen.[6] Überdies lenkt es die Biochemie der Geschlechtshormone in wünschenswerte Bahnen: In bewegten Körpern finden sich vermehrt Zwischenprodukte, aus denen keine Krebs auslösenden Hormone mehr entstehen können. In beleibten Körpern dagegen führen die biochemischen Wege verstärkt zu Zwischenprodukten, die zu Östrogenen weiterverarbeitet werden können.

Des Weiteren wird der Aufbau des Busens günstig beeinflusst, wie eine Studie aus Norwegen offenbart: Frauen, die jede Woche mindestens zwei Stunden aktiv sind, haben weniger dichtes Brustgewebe als sesshafte Frauen.[7] Und je dichter das Gewebe, als desto größer gilt das Krebsrisiko.

Das Krebs auslösende Potential des Östrogens ist der Forschung wohlbekannt. Umso abwegiger mutet an, dass pharmazeutische Firmen künstliche Östrogen-Präparate herstellen und als Medizin verkaufen, und zwar an Frauen jenseits der Wechseljahre.

In den Vereinigten Staaten wurde eine umfassende Studie mit 16 000 Frauen vorzeitig abgebrochen, weil sich herausstellte, dass die Hormone unterm Strich *Schaden* anrichten: Wenn 10 000 Frauen ein Jahr lang das getestete Produkt (Östrogene und Gestagene) nehmen, dann werden von ihnen acht mehr an Brustkrebs erkranken als in der Vergleichsgruppe – ein jämmerliches Zeugnis für ein Produkt, das Heilmittel sein will.[8]

Möglicherweise müssen Frauen, die synthetische Hormone nehmen, in zweifacher Hinsicht mit einem erhöhten Erkrankungsrisiko rechnen. Nicht nur könnte Östrogen Krebszellen im Brustgewebe zum Wachstum anregen. Es ist auch denkbar, dass die künstlichen Hormone Frauen womöglich die Lust an der Bewegung nehmen. Versuche an Mäusen haben einen dosisabhängigen Zusammenhang ergeben: Je mehr Östrogen man weiblichen Tieren verabreicht, desto weniger bewegen diese sich auf einem Laufrad.[9]

Das könnte bedeuten: Frauen nach den Wechseljahren werden durch die Einnahme synthetischer Hormone zu Bewegungsmuffeln gemacht – und handeln sich dadurch ein höheres Risiko für Brustkrebs und andere Erkrankungen ein. Drängt es sich da nicht auf, den Spieß einfach umzudrehen? Gegen Hitzewallungen und Schweißausbrüche keine Pillen zu schlucken, sondern jeden Tag einen Spaziergang an der frischen Luft zu unternehmen?

Belebung fürs Immunsystem

Wer trainiert, beeinflusst dadurch seine Körperabwehr – und damit auch das Krebsrisiko. Allerdings kann der Effekt in beide Richtungen wirken. Ein Zuviel an Sport kann die Körperabwehr schwächen und das Wachsen einer Geschwulst sogar fördern. Auf der anderen Seite stärkt ein gesundes Maß an Bewegung das Immunsystem und kann in der Folge die Entstehung eines Tumors hemmen oder unterbinden. Moderate Ertüchtigung scheint die Entstehung bestimmter Zellen der Körperabwehr anzuregen. Zytotoxische T-Lymphozyten, natürliche Killerzellen und ähnliche Zellen patrouillieren durch den Körper und sind in der Lage, Tumorzellen zu zerstören. Die Mitglieder dieses segensreichen Räumkommandos werden durch »regelmäßige, maßvolle Bewegung« vermehrt gebildet.[10] Mäuse, die auf Laufrädern ihren natürlichen Bewegungsdrang ausleben, bilden verstärkt natürliche Killerzellen. Dadurch haben sie deutliche Vorteile gegenüber Artgenossen, die sich nicht regen durften: Ihre Körperabwehr kann mehr Krebszellen bekämpfen, und in der Folge wuchern weniger Tumoren heran.

Die Kräfte des Immunsystems schwinden mit dem Alter allmählich. Mediziner halten diese Abnahme für einen der Gründe, warum das Krebsrisiko in den späten Abschnitten des Lebens höher ist als in den frühen. Der Alterungsprozess lässt sich besonders klar an den T-Lymphozyten ablesen: Die Zahl dieser weißen Blutkörperchen sinkt im Laufe der Jahre, und sie können fremde und krankmachende Zellen nicht mehr so zuverlässig wie einst angreifen. Allerdings kann ein jeder diese Schwächung umkehren, wie eine Studie an älteren Frauen und Männern ergeben hat: Wer jahrelang körperlich aktiv war, der konnte dadurch die

Schlagkraft seiner T-Lymphozyten im Vergleich zu bewegungsarmen Altersgenossen deutlich erhöhen. Das liefert eine weitere Erklärung, warum Bewegung das Krebsrisiko verringert: Sie wirkt dem altersbedingten Niedergang des Immunsystems entgegen.

Zuckerkranke bekommen häufiger Krebs

Ohne Insulin würde ein Mensch zugrunde gehen. Das Hormon wird in der Bauchspeicheldrüse hergestellt und fördert die Speicherung von Glukose, vor allem in der Leber. Sämtliche Zellen brauchen Insulin, um Zucker aus der Blutbahn aufnehmen zu können. Dementsprechend muss die Menge an Insulin wohldosiert sein. Ist das Gleichgewicht dahin, werden Krebserkrankungen wahrscheinlicher.

Entsprechende Hinweise gibt es von Menschen mit Typ-2-Diabetes. Ihr krankhaft erhöhter Insulinspiegel führt zur Herstellung eines bestimmten Proteins namens Insulinähnlicher Wachstumsfaktor-1 (IGF-1). Dieser Faktor wiederum steht im Verdacht, das Entstehen von Tumoren zu fördern. Und tatsächlich erkranken Menschen mit Typ-2-Diabetes überdurchschnittlich häufig an Darm-, Leber-, Bauchspeicheldrüse-, Endometrium- und Brustkrebs.

Das alles klingt nicht gut, aber wir können Gegenmaßnahmen ergreifen: Körperliches Training wirkt den Anzeichen eines Typ-2-Diabetes entgegen und scheint den IGF-1-Spiegel sinken zu lassen.

Der Zustand des Körpers

Wenn Ärzte nach Ursachen für Krebserkrankungen suchen, messen sie der Fettleibigkeit eine immer gewichtigere Rolle zu. Gleich nach dem Rauchen zählen das Ernährungsverhalten und das Körpergewicht zu den größten Risikofaktoren. Beispielsweise haben fettsüchtige Männer ein um 80 Prozent erhöhtes Risiko, an besonders aggressiven Tumoren der Vorsteherdrüse (Prostata) zu erkranken.[11] In einem Übersichtsartikel malen Thomas Hawighorst und Günter Emons von der Klinik für Gynäkologie und Geburtshilfe der Universität Göttingen ein düsteres, wiewohl realistisches Bild: »Inzwischen existiert eine ausreichend abgesicherte Beweislage für den Zusammenhang zwischen Adipositas und erhöhtem Risiko für Karzinome des Endometriums, der Niere«, der Brust (bei postmenopausalen Frauen), des Darms (vor allem bei Männern) und für Adenokarzinom des ösophagogastralen Übergangs. »Die Prognose von adipösen Patientinnen mit Brustkrebs ist schlechter, und auch eine Gewichtszunahme nach Diagnosestellung hat einen ungünstigen prognostischen Effekt.«[12]

Eine besonders umfangreiche Erhebung hat die American Cancer Society veröffentlicht.[13] Für die Studie wurden vor gut 20 Jahren mehr als 900 000 Frauen und Männer erfasst. Sie waren damals im Durchschnitt 57 Jahre alt und wiesen zunächst keinerlei Krebserkrankungen auf. In den 16 Folgejahren starben 6,3 Prozent von ihnen an einer Erkrankung, die auf ein Tumorleiden zurückging. Die Forscher werteten die Daten nun dahingehend aus, ob es zwischen dem Körpergewicht und der Todesrate einen Zusammenhang gab. Um zu einem klaren Ergebnis zu kommen, wurden andere Risikofaktoren ausgeschlossen und nur Testpersonen berücksichtigt, die niemals geraucht hatten.

Bei einem Body-Mass-Index (BMI) zwischen 25 und 29,9 (laut Definition leichtes Übergewicht) war für Frauen das Risiko, an einer Krebserkrankung zu sterben, um ungefähr zehn Prozent erhöht. Bei einem BMI von 30 bis 40 war dieses Risiko verdreifacht. Und extreme dicke Frauen haben ein 88 Prozent höheres Risiko, an einem bösartigen Krebs zu sterben, als Frauen, die Normalgewicht haben. Die Auswertung der Daten der verstorbenen Männer ergab ein ähnliches Bild.

Alles in allem beziffern die Forscher den Einfluss der Fettleibigkeit wie folgt: Bei Frauen bewirkt sie rund 20 Prozent aller krebsbedingten Todesfälle; bei den Männern beträgt die Vergleichszahl etwa 14 Prozent. Die Experten der International Agency for Research on Cancer im französischen Lyon schätzen, ein Viertel aller Krebserkrankungen gehe auf das Konto von Übergewicht, Fettleibigkeit und zu sesshafter Lebensweise.[14]

Neben ungezügelter Nahrungsaufnahme kommt in den allermeisten Fällen noch körperliche Inaktivität hinzu, bevor ein Mensch pathologisches Übergewicht entwickelt. Die Fettmassen am Leib stören den gesamten Stoffwechsel und verursachen einige der bereits erwähnten Risiken: Der Haushalt der Östrogene gerät durcheinander; die Regelkreise des Insulins geraten aus der Balance.

All das wird mit fortschreitender Passivität schlimmer, zumal die Muskelmasse immer stärker schwindet und in noch mehr Fett verwandelt wird.

Hüftspeck und Bierbauch sind keineswegs passive Anhängsel, sondern sie stören manche Abläufe im restlichen Organismus. So werden im Fettgewebe allerlei Botenstoffe

(»Adipozytokine«) gebildet, die bei der Entstehung von Krebsherden eine Rolle spielen könnten. Die beiden Experten Thomas Hawighorst und Günter Emons schreiben: Man nehme an, dass »die metabolisch-biochemischen Effekte des Übergewichts über einen mehrstufigen Prozess letztendlich zur Entstehung eines malignen Tumors führen können«.[15]

Direkte Wirkung auf den Tumor

Die Wissenschaftler spekulieren noch, ob und wie Bewegung auf einen bereits vorhandenen Krebsherd wirkt. Sport erhöht den Bedarf an Sauerstoff und an Nährstoffen – möglicherweise werden einem Tumor diese Ressourcen in einem trainierenden Körper entzogen. Strömt das Blut verstärkt in die Muskulatur, wird eine Geschwulst womöglich schlechter versorgt.

Vermutlich kommen verschiedene Schutzmechanismen zusammen, und diese können von Mensch zu Mensch schwanken, sagt Kim Westerlind, die am AMC Cancer Research Center in Denver (US-Bundestaat Colorado) arbeitet. Unklar ist freilich noch, welche Dosis an Bewegung für den Einzelnen am besten ist. Dennoch lohne es, noch heute aktiv zu werden. Denn inzwischen erscheint »der Rat angebracht, regelmäßige moderate körperliche Aktivität zum Bestandteil eines gesunden Lebens zu machen: aufgrund ihrer bereits bekannten Wirkung wie aufgrund der möglichen Verringerung des Krebsrisikos«.

Sport verbessert die Lebensqualität

In kaum einem Gebiet der Medizin hat sich die Bewertung der Bewegung in den vergangenen Jahren so geändert wie in der Onkologie. Menschen mit Krebsdiagnose, so haben es ganze Generationen von Ärzten gelernt, benötigten vor allem Ruhe und Schonung. Von körperlichen Ertüchtigungen wurde dringend abgeraten – in der irrigen Annahme, Sport würde den Patienten nur noch weiteren Schaden zufügen. Als der Arzt Klaus Schüle in Köln 1981 die erste Krebssportgruppe der Welt gründete, reagierten viele Kollegen entsetzt. Ein Radiologe warnte ihn damals: »Können Sie garantieren, dass Sport keine Metastasen lostreten kann?« Schüle entgegnete: »Können Sie garantieren, dass Ihre Strahlen nicht neue Tumoren wachsen lassen?«[16]

Die weit verbreitete Ablehnung der Bewegung habe vielen Krebspatienten zum Nachteil gereicht, sagte Fernando Dimeo vom Bereich Sportmedizin der Charité in Berlin. »Während der Chemotherapie und in den Wochen und Monaten nach ihrem Ende wurden die Patienten in eine passive Rolle gestellt. Vielen von ihnen wurde sogar längerfristig aufgrund der Angst vor Überlastungen von der Teilnahme an Sport oder anstrengenden Aktivitäten abgeraten.«[17]

Ermunterungen zum Nichtstun haben für Krebspatienten besonders gravierende Folgen. Zu dem Schock, dass man erkrankt ist, kommt genauso plötzlich das Verbot, den eigenen Körper zu benutzen – ein wichtiger Grund für das Gefühl des Ausgeliefertseins, das vielen Krebspatienten zu schaffen macht. Des Weiteren verschlimmert der verordnete Stillstand die physischen Nebenwirkungen der Krebstherapie mit Strahlen oder Medikamenten. Die Menschen haben oftmals mit Blutarmut und Herzbeschwerden zu kämpfen und büßen an Leistungsvermögen und Vitalität ein. In der Folge ermüden sie schnell; sie werden kurzatmig und setzen Fett an; das Herz schlägt nicht mehr im rechten Takt. »Die Ausprägung dieser Symptome kann durch Bewegungsmangel und den daraus folgenden Verlust an Leistungsfähigkeit verstärkt werden«, warnte Sportmediziner Dimeo.

Rasch steckt der Patient in einem Teufelskreis aus Bewegungsmangel und abnehmender Leistungsfähigkeit. Letztere verlangsamt die Erholung nach dem jeweils nächsten Therapieschritt und verstärkt die körperliche Inaktivität. Nach einer Weile befindet sich der Patient in einem Zustand, der als eigenständige Krankheit gilt: Er leidet nun unter dem sogenannten Fatigue-Syndrom. Dieses ist, nach Abschluss der eigentlichen Krebstherapie, das größte Problem vieler Patienten und eine direkte Folge des ärztlich verordneten Bewegungsmangels. Mehr noch, Passivität scheint sogar die Grunderkrankung zu verschlimmern, und zwar beim Brustkrebs: Wenn Frauen während der Behandlung fünf Kilogramm oder mehr an Körpergewicht zulegen, dann verschlechtert das offenbar die Überlebenschancen.[18]

Faszinierenderweise waren es Patientinnen und Patienten selbst, die diesen unheilvollen Zusammenhang spürten und einen Ausweg suchten. In den Vereinigten Staaten von Amerika wollten einige Krebspatienten schon vor Jahren den ärztlich verordneten Müßiggang nicht länger ertragen und machten sich daran, ihr Leben und ihre Überlebenschancen durch hartes Training zu beeinflussen. Zu den Vorreitern gehört Anna Schwartz. Als sie mit 24 Jahren an einem Non-Hodgkin-Lymphom erkrankte, erinnerte sie sich daran, was ihr als junge Krankenschwester in einer Klinik für krebskranke Menschen aufgefallen war: Jene Patienten, die trotz der belastenden Strahlenbehandlung regelmäßig ihr Zimmer verließen und körperlich aktiv blieben, »waren einfach besser drauf«. Und als Schwartz dann selbst eine Chemotherapie bekam, zwang sie sich zum Sport, ging laufen und spielte Tennis – trotz Katheter in ihrem Körper.

Inzwischen hat die durchtrainierte Frau, die als geheilt gilt, aus ihrer Geschichte einen Beruf gemacht: Die ausgebildete Krankenschwester hat bei den National Institutes of Health der USA Fördergelder eingetrieben und Studien durchgeführt. In diesen Arbeiten hat Schwartz wissenschaftlich nachgewiesen: Regelmäßige Bewegung lindert diese unglaubliche Abgeschlagenheit, das Fatigue-Syndrom, tatsächlich und macht die Patientinnen wieder stärker.[19] Heute bietet Anna Schwartz in Cave Creek (US-Bundesstaat Arizona) eine Reittherapie für krebskranke Menschen an, hält Vorträge vor Patienten und hat ein Buch über Fitness und Krebs geschrieben.[20]

Amerikanische Krebspatientinnen und -patienten haben sich schon vor Jahren darangemacht, ihr Leben und ihre Überlebenschancen durch eigene Taten zu verbessern – und das, obwohl viele Onkologen Sport ablehnten. Die Anstrengung, so fürchteten diese, schwäche nur das Immunsystem. Doch die von den Patienten ausgehende Mobilmachung habe viele Ärzte umdenken lassen, berichtete Julia Rowland vom US-amerikanischen National Cancer Institute in Bethesda (Bundesstaat Maryland). Immer mehr Studien seien deshalb aufgelegt worden, um den Einfluss von Bewegung auf Krebspatienten zu ergründen.

Die Befunde, so erzählte Rowland weiter, hätten offenbart, dass die Sorgen der Onkologen unbegründet waren: In vielen Fällen verbessert Bewegung die Gemütslage der

Patienten sowie deren Körperkraft, sie mindert die Nebenwirkungen von Bestrahlung und Chemotherapie.[21] Wenn Frauen mit einer Brustkrebsdiagnose zweimal in der Woche Hanteln stemmen, dann werden sie nicht nur körperlich gestärkt, sondern sie sind auch seelisch besser drauf.[22]

Es braucht nicht einmal den Gang ins Sportstudio, um den Ertrag der Bewegung ernten zu können. Forscher der University of Texas trafen sich über einen Zeitraum von sechs Monaten mit Frauen, die eine Brustkrebsbehandlung hinter sich hatten und ein sesshaftes Dasein führten. Auf den Treffen wurden diese nun ermuntert, in ihren Alltag gezielt körperliche Aktivitäten wie Staubsaugen, schnelles Spazierengehen und Treppensteigen einfließen zu lassen: An fünf Tagen der Woche sollten die Frauen sich mindestens eine halbe Stunde lang bewegen.

Ein halbes Jahr später gab es unter den mobil gemachten Frauen allerlei gute Effekte festzustellen. Im Unterschied zu inaktiven Patientinnen fühlten sie sich gesünder und verspürten weniger Schmerzen und Einschränkungen. Ihre Physis war deutlich gestärkt, wie ein kleiner Wettkampf zum Abschluss der Studie ergab: Die aktiven Patientinnen konnten schneller und weiter zu Fuß gehen als die passiven Vergleichspersonen. Die Botschaft der Studie ist wunderbar. Bereits simple Bewegung »kann einen segensreichen Effekt auf die Gesundheit und das körperliche Funktionieren« haben.[23]

In Deutschland wird der Stellenwert der Bewegung immer größer. Elke Jäger, Leiterin der Klinik für Onkologie und Hämatologie am Krankenhaus Nordwest in Frankfurt am Main, sagt: »Krebserkrankung, Operation und Chemotherapie führen bei den meisten Patienten zu einem gravierenden Vertrauensverlust in den eigenen Körper – die Aufforderung zum Sport und die Steigerung der Kondition kommen daher unerwartet. Umso überzeugender motiviert die spürbare Verbesserung der Körperkräfte zum Kampf gegen die Krankheit und bringt Lebensmut und positives Körperempfinden zurück. Krankheitsassoziierte Depression und Isolation werden durch Sport überzeugend überwunden, und die Therapiefähigkeit der meisten Patienten wird überdurchschnittlich gesteigert.«[24]

Die engagierte Ärztin, die möglichst jeden Tag joggt, gründet ihre Aussage auf das Programm »Sport und Krebs«, das sie gemeinsam mit Sportmedizinern der Universität Mainz ins Leben gerufen hat. Patienten mit fortgeschrittenen Krebserkrankungen werden ermutigt, Ausdauersport (zumeist Walking, Jogging oder Radfahren) zu treiben. Bereits nach zwei Wochen ist die Sauerstoffaufnahme deutlich erhöht.

Dass Krebspatienten in Bewegung kommen sollten, findet auch Thorsten Schulz vom Lehrstuhl für Sport und Gesundheitsförderung der Technischen Universität München. »Es gibt mittlerweile eine ganze Menge positiver Effekte, die wissenschaftlich auch belegt sind. Körperliche Aktivität stärkt das Immunsystem und verbessert bestimmte Zellsysteme, wie die natürlichen Killerzellen, die gezielt gegen Krebs vorgehen können. Bei vielen Patienten ist die körperliche Leistungsfähigkeit durch Chemo- oder Strahlentherapie eingeschränkt, manche sind sogar bettlägerig. Doch wir sehen: Wer da mit Sport in Maßen beginnt, erholt sich wesentlich schneller von diesen Strapazen.«[25]

Sogar wenn eine Chemotherapie gerade erst vorüber ist oder noch läuft, verschreiben manche Ärzte inzwischen körperliche Bewegung. Dabei steht Menschen, die beispielsweise eine Knochenmarktransplantation durchgemacht haben, der Sinn herzlich wenig nach Sport. Denn sie wurden derart aggressiv mit Strahlen und Medikamenten behandelt, dass nicht nur die Tumorzellen in Blut und Knochenmark abgetötet wurden. Auch die eigenen Stammzellen, aus denen die Zellen für das Blut entstehen, werden zerstört (daher die Knochenmarktransplantation: sie liefert die Stammzellen für die erneute Bildung des Bluts). Die Patienten haben zunächst kaum mehr Abwehrkräfte und werden in Einzelzimmern isoliert, um sie vor lebensbedrohlichen Erregern zu schützen.

Das gutgemeinte Abschirmen hat jedoch seinen Preis, wie Klaus Schüle vom Institut für Rehabilitation und Behindertensport der Deutschen Sporthochschule Köln erkannte: Der Bewegungsmangel verschlechtert rapide die Leistungsfähigkeit. Dadurch wird die Erholung nach der anstrengenden Therapie verlangsamt, was wiederum die Fähigkeit zur Bewegung weiter einschränkt. Schüle und drei Sportmediziner haben einen ungewöhnlichen Schritt getan – und ihren Patienten einfach Fahrrad-Ergometer ans Krankenlager gestellt. 32 von ihnen traten jeden Tag ein- bis zweimal in die Pedale (jeweils zehn bis 20 Minuten) – und konnten sich dadurch schneller und besser von der strapaziösen Behandlung erholen als 32 Leidensgenossen, die man nach althergebrachter Art auf den Einzelzimmern untergebracht hatte. Die Studie hat den Beweis erbracht, dass Bewegung selbst auf Menschen, die unter schwersten Krebserkrankungen leiden, eine lindernde Wirkung entfalten kann.[26] Das gezielte Training hat ihre Grunderkrankung nicht weiter verschlimmert, aber die Muskelkraft und die Ausdauer verbessert – und dadurch auch das seelische Befinden.

Überleben nach Krebs

Dass Sport sogar die Überlebensdauer von Tumorpatienten verlängern könnte, vermuteten zunächst nicht einmal die Optimisten. Vor einiger Zeit jedoch nahm die Forschung eine Wendung, mit der keiner gerechnet hatte. Studien kamen zu dem Schluss: Körperliche Aktivität kann das Überleben von Krebspatienten tatsächlich verlängern.

Die Effekte sind in absoluten Zahlen klein, aber sie betreffen zwei der häufigsten und gefährlichsten Krebsarten. Zwei der Studien drehen sich um Menschen mit Dickdarmkrebs. In der einen wurden 823 Patienten untersucht, die im frühen oder leicht fortgeschrittenen Stadium an Dickdarmkrebs erkrankt waren.[27] Sie alle wurden operiert und mit Chemotherapie behandelt. Sechs Monate nach Abschluss der Heilversuche erkundigte sich Jeffrey Meyerhardt vom Dana-Farber Cancer Institute in Boston bei den Behandelten danach, inwiefern sie sich körperlich bewegten. Die Auswertung ergab: Jene Menschen, die beispielsweise an sechs Tagen der Woche je eine Stunde lang spazieren gegangen waren, hatten bessere Verläufe.

In einer zweiten Studie hat Meyerhardt seinen Befund bestätigen können. Diesmal fragte er 573 Frauen, die ebenfalls wegen Dickdarmkrebs behandelt worden waren, wie diese es mit der Bewegung gehalten hatten. Auch hier zeigte sich: Patientinnen, die nach ihrer Diagnose mit körperlicher Ertüchtigung begonnen hatten, lebten länger. Ihre Überlebensrate war statistisch gesehen um etwa 50 Prozent erhöht. Seither sagt Mediziner Meyerhardt seinen Patienten, dass Bewegung ihnen »einen Vorteil bringen könnte«.

Ähnliches hat Michelle Holmes herausgefunden, die nur wenige 100 Meter entfernt im Brigham & Women's Hospital arbeitet, und zwar für Brustkrebs.[28] Sie hat die Krankheitsverläufe von 3000 Frauen ausgewertet und mit deren Angaben zu körperlicher Aktivität abgeglichen. »Wer drei bis vier Stunden in der Woche spazieren geht«, sagt die Epidemiologin, »der hat ein um 50 Prozent verringertes Risiko, an Brustkrebs zu sterben.«

Werden Effekte ähnlicher Größenordnung bei herkömmlichen Krebsmedikamenten beobachtet, reden Ärzte mitunter von »großen Fortschritten und Wendepunkten« im Kampf gegen Leid und Todesfälle.[29] Meyerhardt und Holmes geben sich vorsichtiger und sagen, ihre Befunde stellten noch keinen Beweis dar. Auch Patienten, die jeden Tag im Sportstudio trainieren, sterben leider am Ende doch an ihrer Krebskrankheit.

Tatsächlich gibt es keine Studie, die belegt, dass man einem Krebs davonlaufen kann. Gleichwohl gibt es aber eindeutige Hinweise, dass man die Krankheitsrisiken minimieren kann. Und dazu gehört gerade moderates Training.

Doch wirkt die körperliche Aktivität direkt oder indem sie das Gewicht senkt? Welche Art der Bewegung ist am besten, und wie stark soll sie dosiert werden? Viele Onkologen würden diese und andere Fragen gerne in Studien klären. Jedoch rechnen nicht alle damit, dass die Industrie ihnen mit Forschungsgeldern helfen wird. »Es besteht gar kein Zweifel, dass die pharmazeutische Industrie eine Substanz unterstützen würde, die das Potential hat, das erneute Ausbrechen von Krebs um mindestens 50 Prozent zu senken«, sagte Wendy Demark-Wahnefried vom Duke University Medical Center im US-Bundesstaat North Carolina. »Aber wer wird schon eine Studie unterstützen, die den möglichen Nutzen von Turnschuhen und Sporthosen bewertet?«[30]

Kapitel 13

Länger leben und gesund bleiben

Mit 20 Jahren ist Älterwerden etwas, über das man vielleicht später einmal nachdenkt. Zu gut ist der Körper noch in Schuss: Verletzungen heilen schnell, gebrochene Knochen wachsen rasch wieder zusammen, und dieses Ächzen, wenn man morgens aus dem Bett klettert, gibt man noch nicht von sich. Mit 40 sieht man erste Falten und Altersflecken, an den Hüften haben sich *love handles* (Fettpölsterchen) festgesetzt, aber es bleibt einfach keine Zeit, übers Älterwerden nachzudenken. Mit 60 hat man dann schon die eine oder andere Operation hinter sich, nach einem unglücklichen Sturz etwa im Urlaub. Im Bekanntenkreise gibt es die ersten Sterbefälle. Unmerklich gewöhnt man sich daran, dass man eigentlich nicht mehr gut im Strumpf ist. Das Herz rast mitunter, die Beine tun abends weh, der schwere Körper neigt zum Schwitzen, man schläft schlechter als früher.

Dieses Szenario trifft auf etliche Menschen zu – aber längst nicht auf alle. Wir sind umgeben von Menschen, die vom Mittelabschnitt des Lebens an viele, viele Jahre lang eigentlich immer gleich aussehen. Etwa die schlanke Kollegin, deren Gesicht und Figur sich in den vergangenen Jahren nicht merklich verändert haben. Fremde schätzen sie auf 48, aber sie ist 61.

Vor gar nicht so langer Zeit wäre eine solche Frau als Kuriosium bestaunt worden. Im 18. Jahrhundert lag die mittlere Lebenserwartung im Westen Europas bei 30 Jahren; gerade beträgt sie in der Europäischen Union für Jungen 76,85 Jahre und für Mädchen 82,6 Jahre. Dieser Zugewinn an Lebenszeit ist unglaublich – aber er wird ungerecht verteilt. Der eine kränkelt früh und tritt mit 60 Jahren ab, der andere lebt 100 Jahre. Warum werden die einen gebrechlich und hinfällig, während andere Altersgenossen vor Vitalität strotzen?

Es ist beinahe unheimlich, wie regelhaft in den Geschichten von Menschen, die ein langes Leben vollenden können, die körperliche Bewegung auftaucht. Auf einem Zeltplatz im Sequoia National Park in Kalifornien habe ich den 83 Jahre alten Alan Buckley kennengelernt und mit ihm am Lagerfeuer darüber räsoniert. Während viele Männer seines Jahrgangs in Seniorenstiften gepflegt werden, zeltete Buckley jeden Sommer in den Bergen und sah sich vorm Schlafengehen die Milchstraße an. Seine Lebensformel? Buckley hat einfach nie aufgehört, die Wege auf seiner Walnussbaum-Plantage zu Fuß zurückzulegen. Über die *weekend warriors*, die unter der Woche in Auto und Büro hocken und dann am Wochenende die versäumte Bewegung hastig nachholen wollen, schüttelt er den Kopf.

Antonio Pierro war auch immer in Bewegung. Er ist 1896 im italienischen Forenza auf die Welt gekommen und nahm als junger Mann ein Auswandererschiff von Neapel nach New York. Er kämpfte für seine neue Heimat als Soldat im Ersten Weltkrieg und ließ sich dann in Neuengland nieder. Sein ganzes Leben war er körperlich aktiv, harkte Laub und schaufelte Schnee, bis er im Alter von 110 Jahren starb. Antonio Pierro war sich sicher: »Wenn du keine Bewegung hast, wirst du steif. Dann bist du nichts wert.«

Den Beispielen können unzählige weitere zur Seite gestellt werden. In unserer Familie ist es Opa August aus dem Bergischen Land. Der Schreiner arbeitete noch zu einer Zeit, als man nach dem Mittagessen ein Nickerchen im Heu gemacht hat. Jeden Tag ging er ein knappes Stündchen spazieren – und ist mit diesen Touren 98 Jahre alt geworden.

Diese Lebensläufe sind mehr als bloßer Zufall – das beweisen epidemiologische Untersuchungen an Tausenden von Frauen und Männern. Der Einsatz der eigenen Muskeln ist demnach die einzige Möglichkeit, sein Leben zu verlängern. Fit zu sein senkt die Sterblichkeitsrate um mehr als 50 Prozent. Wer durch zusätzliches Training jede Woche 1000 Kilokalorien mehr verbrennt, der erhöht seine Überlebenswahrscheinlichkeit um 20 Prozent. Wer neben der körperlichen Inaktivität auch noch Überernährung und Rauchen abstellt, der verlängert sein Leben statistisch gesehen um bis zu acht Jahre.[1]

Wichtige Weichen werden in den mittleren Jahren gestellt: Eine gute Griffstärke und ein normales Körpergewicht sagen ein ungewöhnlich langes Leben voraus. Umgekehrt ist unter bewegungsfaulen Frauen das Risiko, etwa an einer Krebserkrankung zu sterben, um 29 Prozent höher als bei körperlich aktiven Frauen.

Bei stetem Nichtstun nimmt die Kraft eines Menschen jährlich um ein bis zwei Prozent ab. Irgendwann unterschreitet sie einen Schwellenwert, so dass Muskeln ihre Funktion nicht mehr erfüllen können – eines Tages ist etwa das Aufstehen aus einem Stuhl nicht mehr möglich. Verrechnet man nun diesen Kraftverlust von ein bis zwei Prozent pro Jahr mit einem Kraftgewinn durch Training von 30 bis 40 Prozent, dann ergibt sich eine Verjüngung von 15 bis 20 Jahren – das schlägt jedes Anti-Aging-Mittel um Längen.

Die guten Effekte der Bewegung stehen jedem Menschen, der gesund auf die Welt gekommen ist, zur Verfügung. Daran ändert die jeweilige Ausstattung an Genen nichts. Einerseits kann jeder das ihm gegebene Potential ausschöpfen. Zum anderen ist der Einfluss der Gene auf die Lebenserwartung viel geringer, als wir annehmen. In einer Studie an knapp 8000 Zwillingen, von denen die meisten eineiig waren, kam beispielsweise heraus: Der körperlich rege Zwilling hat statistisch gesehen eine geringere Sterblichkeit als die träge Schwester oder der träge Bruder (minus 52 Prozent bei regelmäßigem Training).

Der Spruch, man möge sich seine Eltern sorgfältig aussuchen, um gesund älter zu werden, hat sich als überholt erwiesen. Die Gene bestimmen den Verlauf der Alterung allenfalls zu einem Drittel, der Rest wird durch die Umwelt geprägt. Mit einem Wort: Wir bestimmen selber, wie wir älter werden. Vom Rauchen einmal abgesehen, vermiest und verkürzt vor allem der Nichtgebrauch des Körpers das Leben. Dieser nämlich verschlechtert die Potenz des Mannes, macht anfällig für Stress, raubt den Schlaf und erhöht die Zahl der Krankheitstage.

Neuer Schwung fürs Liebesleben

Es war der erste Junitag des Jahres 1889, als der Neurologe Charles Edouard Brown-Séquard in Paris vor die Biologische Gesellschaft Frankreichs trat und erklärte, er habe einen Jungbrunnen entdeckt und im Selbstversuch bereits getestet. Das Ergebnis, so der damals 72 Jahre alte Professor, sei sensationell. Nicht nur fühle er sich stark und hellwach. Endlich sei er auch seine Verstopfung los, und urinieren könne er wieder wie in den besten Jahren: in hohem Bogen.

Diese Veränderungen führte Brown-Séquard auf einen Extrakt zurück, den er sich zunächst aus den Hoden von Meerschweinchen und Hunden angerührt und sodann in den eigenen Körper gespritzt hatte. Diese Anti-Aging-Kur hatte – wenn überhaupt – eine Placebo-Wirkung, weil die damalige Rezeptur einfach nicht stark genug war. Gleichwohl wurde der Franzose zu einem Begründer der Lehre von der Bildung und Wirkung von Hormonen (Endokrinologie). Denn die Annahme, das Hodengewebe sei ein Umschlagplatz für wichtige Botenstoffe, hat sich später als richtig erwiesen.[2]

Im Jahre 1935 konnte man die Arbeit der Drüsen mittels Erlenmeyerkolben und Reagenzgläsern nachstellen. Es gelang die synthetische Herstellung des Testosterons. Es wird im männlichen, aber in kleinen Mengen auch im weiblichen Körper hergestellt. Es fördert beim Mann die Ausbildung der Fortpflanzungsorgane, prägt die Libido und ist daran beteiligt, dass allzeit frische Samenfäden heranreifen. Zum anderen wirkt es anabol: Es steigert den Aufbau zellulärer Strukturen aus Proteinen – beispielsweise das Muskelwachstum.

Da wundert es nicht, dass Testosteron und das verwandte Steroidhormon DHEA als Anti-Aging-Stoffe angepriesen und vielfach konsumiert werden. Passend zu den Mittelchen haben industrienahe Ärzte und Marketingexperten vor einiger Zeit die Wechseljahre des Mannes erfunden: Aufgrund einer altersbedingten Testosteron-Abnahme würden

Männer angeblich schlaff, liebesfaul und übellaunig – es sei denn, man führte das Hormon von außen zu.

Doch eine Hormon-Kur hilft vor allem dem pharmazeutischen Hersteller und den verschreibenden Ärzten. Denn künstlich zugeführtes Testosteron und DHEA haben keinerlei Effekt auf das werte Befinden, hat eine umfassende Studie offenbart. Zwei Jahre lang erhielten Männer Testosteron-Pflaster sowie DHEA-Tabletten und Frauen DHEA-Tabletten und wurden danch untersucht. Zwar war der Hormon-Spiegel tatsächlich erhöht. Jedoch gab es keinen Einfluss auf die Muskelkraft, die aerobe Kapazität und die Lebensqualität – von Anti-Aging keine Spur.[3]

Offensichtlich helfen die Hormone nur, wenn man sie sich selber im Körper herstellt – und das geschieht bei körperlicher Bewegung wie von selbst. Ein ums andere Mal haben das Forscher herausgefunden, die sich in puncto Männergesundheit so gut auskennen, dass ihre Ergebnisse in der ganzen Welt zitiert werden. Die Rede ist von John McKinlay und seinen Kollegen von den New England Research Institutes in Watertown (Massachusetts). Ende der 80er Jahre haben sie nach dem Zufallsprinzip mehr als 1700 Männer zwischen 40 und 70 Jahren kontaktiert. Deren Befinden verfolgen sie seither durch Befragungen und durch die Bestimmung der Hormonspiegel.

Zum einen haben die Forscher herausgefunden, dass der Spiegel der männlichen Geschlechtshormone mit den Jahren allmählich abnimmt: bezogen auf Testosteron jedes Jahr ungefähr um ein Prozent. Andererseits hängt der Wert entscheidend vom Verhalten ab. Starke Raucher und Trinker haben niedrige Hormonwerte. Aber auch Männer, die sich kaum bewegen und deshalb fettleibig sind, liegen mit dem Spiegel der Männlichkeitshormone etwa zehn bis 15 Prozent unter dem Niveau von Geschlechtsgenossen, die sich ausreichend bewegen.[4]

Häufig genug entpuppt sich ein über Hitzewallungen klagender Mann als Schwergewicht, das sich so gut wie nicht aus dem Sessel bewegt. Der Einfluss der Fettsucht und anderer Lebensgewohnheiten auf den Testosteron-Spiegel ist ungefähr so groß wie der eigentliche Alterungseffekt.[5] Der Endokrinologe John McKinlay hält die Wechseljahre des Mannes deshalb für einen Mythos. Diese seien nichts anderes als die Folgen von »Faulheit, gepaart mit ungesundem Lebensstil«.

Selbst ist der Mann, lautet folglich das Motto für alle jene, die ihren Hormonausstoß erhöhen möchten. Mehrere Arbeiten haben untersucht, was passiert, wenn 70 Jahre alte Männer Hanteln und Gewichte stemmen: Nicht nur, dass es einen deutlichen Kraftzuwachs zu verzeichnen gab, auch die Spiegel von Testosteron und Wachstumshormon (»Growth Hormone«) stiegen an. Trainierte Männer reagieren auf einen Belastungsreiz stärker mit Hormonproduktion, allerdings profitieren auch die Unsportlichen. Bei Männern zwischen 66 und 76 Jahren, die sich körperlich kaum betätigt hatten, tat sich ziemlich viel: Nach einem Trimmstündchen auf dem Fahrrad-Ergometer stieg das freie Testosteron um 23 Prozent.[6]

Körperliche Bewegung ist auch ein idealer Aufhelfer für Männer mit Potenzproblemen. Die auch erektile Dysfunktion genannte Erkrankung kommt selten allein. Ein Mann, dessen Glied nicht befriedigend erigiert, hat zumeist noch eine Reihe weiterer Einschränkungen: koronare Herzkrankheit, schlechte Durchblutung in den Beinen, Schlaganfälle – samt und sonders sind das Beschwerden, die durch körperliche Untätigkeit entstehen.

Ist das schlaffe Glied also im Grunde nur Zeiger eines krankhaften Bewegungsmangels? Vieles spricht dafür. Ein erhöhtes Körpergewicht ist nämlich eng mit Potenzstörungen verbunden: Von 100 Männern mit erektiler Dysfunktion sind 79 übergewichtig oder gar fettleibig.

Das Bindeglied zwischen Impotenz und Bewegungsmangel dürfte die Endothelfunktion der Gefäße sein. Wie wir bereits gesehen haben, wird das Endothel aufgrund mangelnder Bewegung beeinträchtigt. Für den Penis bedeutet das: Seine feinen Gefäße werden nicht mehr ausreichend durchblutet, und er bleibt immerfort schlaff.

Impotente Männer brauchen eher Workout als Viagra, scheint der gesunde Menschenverstand zu raten, zumal die Potenzpille teuer und nicht ohne pharmakologische Nebenwirkungen ist. Das einzige Verhalten, das dem Glied wieder zu gebotener Durchblutung verhilft, ist die regelmäßige körperliche Aktivität.

In der Massachusetts Male Aging Study haben John McKinlay und seine Kollegen das Schicksal von mehr als 590 Männern verfolgt.[7] Zu Beginn der Studie waren sie mittleren Alters und noch potent. Letzteres traf acht Jahre später noch auf 83 Prozent zu. Vom Zigaretten- und Alkoholkonsum einmal abgesehen, waren Übergewicht und mangelnde Bewegung die entscheidenden Auslöser der Potenzprobleme.

Einige Männer dagegen hatten während des mehrjährigen Untersuchungszeitraums eine körperlich aktive Lebensweise angenommen: Im Vergleich zu faulen Altersgenossen sank die Wahrscheinlichkeit mangelnder Gliedsteife um 70 Prozent. »Frühzeitiges Annehmen einer gesunden Lebensweise könnte der beste Ansatz sein, die Beeinträchtigung der erektilen Dysfunktion« zu vermindern – das geben die Doktoren allen Männern, die es hören wollen, mit auf den Weg. Wie lang dieser sein sollte, haben die Potenzforscher auch gleich errechnet: Ein flotter Spaziergang von 3,4 Kilometer (2 Meilen) jeden Tag hilft dem Glied auf.

Die Ärztin Katherine Esposito hat den potenten Effekt der Bewegung in einer klinischen Studie an süditalienischen Männern wirksam werden lassen.[8] Ihre insgesamt 110 Studienobjekte waren allesamt impotent und zum Teil arg übergewichtig (BMI von 30 bis 49). Per Losverfahren wurden die Schwergewichte in zwei Gruppen geteilt. Die einen Männer erhielten Informationen zum Ernährungsverhalten und zu körperlicher Bewegung, die allerdings im Uneigentlichen gehalten wurden. Die anderen forderten die Forscher dagegen gezielt auf, ihr Gewicht um zehn Prozent zu verringern. Dazu gab es konkrete Tipps: Die Probanden sollten jeden Tag nicht mehr als 1700 Kilokalorien zu sich nehmen und ein aktives Leben beginnen: mit Schwimmen, Ballspielen und vielen Spaziergängen. Alle paar Wochen standen Beratungstermine mit Ernährungsexperten und Sportlehrern an.

Zwei Jahre später verglich das Team um Katherine Esposito die Gruppen miteinander. Es verzeichnete keinen Unterschied in punkto Ernährung. Aber was die Bewegung anging, hatte sich eine Menge getan: In der Kontrollgruppe änderte sich das Ausmaß der körperlichen Aktivität von 51 Minuten pro Woche auf 84 Minuten. In der Trainingsgruppe stieg die Zahl von 48 sogar auf 195. Auch auf das Körpergewicht wirkte sich das Training aus: In der Kontrollgruppe ist der durchschnittliche BMI von 36,4 auf 35,7 gesunken. Im Vergleich dazu verloren die Männer der Trainingsgruppe sichtbar mehr Fett. Der durchschnittliche BMI schrumpfte von 36,9 auf 31,2.

Diese Änderung der Lebensweise half in vielen Fällen auch dem Glied wieder auf. In der Kontrollgruppe haben fünf Prozent der Männer ihre Impotenz besiegt – in der Trainingsgruppe ist das 31 Prozent gelungen. Dieses Ergebnis passt zu den Effekten, die aus epidemiologischen Studien ersichtlich sind. Hier lautet die Formel: Ein körperlich reges Leben verringert das Risiko einer mangelnden Gliedsteife um 30 Prozent, Fettleibigkeit dagegen erhöht dieses Risiko um 30 Prozent.

Viele Männer nutzen das Bewegungs-Potential für ihre Potenz schon heute – als folgten sie einer Intuition. Das kam heraus, als in der Massachusetts Male Aging Study der Verlauf der erektilen Dysfunktion erforscht wurde. Mehr als 300 Männer wurden neun Jahre lang beobachtet. Im Laufe der Zeit verschlimmerte sich die Impotenz bei 33 Prozent – doch bei 35 weiteren Prozent war sie verschwunden. Die betreffenden Männer haben offensichtlich eine gesündere Lebensweise ergriffen, ihr Übergewicht reduziert – und ihr mangelndes Stehvermögen auf diese Weise selber kuriert. Die Studie lehrt zweierlei: Der Alterungsprozess beeinflusst die Impotenz schwächer als gedacht, und man kann sie ohne Pillen überwinden.

Es ist vermutlich nicht nur die physiologische Verbesserung, die endlich wieder Blut in ausreichenden Mengen in die Schwellkörper fließen lässt. Zum anderen führt vermehrte Bewegung dazu, dass Männer in stressreichen Situationen gelassener bleiben. Und wenn die Seele nicht mehr so unter Druck steht, hilft das der Lust und dem Liebesspiel. Es ist eine Win-Win-Situation: Reger Sex erhöht die körperliche Fitness und bringt den Hormonhaushalt in Schwung – und macht auf diese Weise Lust auf noch mehr Sex.

Den Stress ins Leere laufen lassen

Dass körperliche Bewegung jung und fit hält, ist gar nicht so selbstverständlich, wie es erscheint. Denn selbst der moderate Einsatz der Muskulatur führt unweigerlich zu einem höheren Verbrauch an Sauerstoff – und damit zu einem unerwünschten Nebeneffekt: dem oxidativen Stress. Hierbei werden chemisch aggressive Substanzen (die bereits erwähnten Sauerstoffradikale) freigesetzt, die das Erbgut schädigen können. Des Weiteren lassen Leibesübungen Säuren und Stresshormone entstehen, überdies ereignen sich Verletzungen an Zellen und Geweben.

Glücklicherweise vermag der Körper sich zu helfen. Wenn er in Bewegung ist, schaltet er ein Abwehrprogramm an, das die schädlichen Nebenwirkungen der Bewegung sowie anderen Stress mehr als ausgleicht. Dem Altersforscher Suresh Rattan von der Universität Aarhus in Dänemark zufolge beruht der Schutzeffekt auf der Herstellung bestimmter Proteine (die aus historischen Gründen den verwirrenden Namen Hitzeschock-Proteine tragen): Diese dienen dem Körper als Schutzschild gegen den Stress und verbessern seine Gesundheit. In den Steinzeitmenschen war dieses Abwehrprogramm vermutlich die ganze Zeit angeschaltet.[9]

Die meisten heute lebenden Menschen in der westlichen Welt dagegen befinden sich aus evolutionärer Sicht in einem Ausnahmezustand: Mangels Bewegung ist ihr Abwehrprogramm die meiste Zeit abgeschaltet. Gleichwohl wirkt auch in der modernen Welt Stress auf den Körper ein, vermutlich sogar mehr als in der Steinzeit.

Seinerzeit war Stress mit einer körperlichen Bedrohung gleichbedeutend. Körpersysteme reagieren dabei wie elektrisiert: Sie setzen Energie frei und versorgen die Muskeln mit Traubenzucker. Das Herz schlägt schneller, der Blutdruck und die Atemfrequenz gehen nach oben, damit der Körper mehr Sauerstoff umschlagen kann. Funktionen, die in der lebensbedrohlichen Situation nicht weiterhelfen, werden unterdrückt: Sexualtrieb, Verdauung und das Immunsystem. Zur gleichen Zeit überfluten Stresshormone den Körper. Sie machen uns unempfindlich für Schmerzen und unsere Sinne hellwach. Nicht nur auf der Flucht vor Raubkatzen hat sich das System bewährt. Heute kann es auch noch helfen, wenn die Räuber hinter einem her sind oder wenn man aus einem brennenden Haus flieht.

Das Problem ist nur: Selbst wenn es gar nicht um Leben und Tod geht, wird Stresswelle um Stresswelle ausgelöst: durch die mobbenden Kollegen, durch Frust in der Beziehung und nicht zuletzt durch die allgemeine Beschleunigung der Zeit, die uns kaum mehr Pausen gönnt. Viele Arbeitnehmer sind aufgrund von E-Mail und SMS von morgens früh bis spätabends eingespannt und kommen so gut wie nicht mehr von ihren Aufgaben und Terminen los – niemals waren Menschen einem größeren Stress ausgesetzt als in der elektronisch vernetzten Arbeitswelt. Absolute Stille ist freilich genauso schlecht. Gerade Menschen, die keine Freunde haben und in sozialer Isolation leben müssen, stehen häufig unter Stress.

Früher war der Stress von eher kurzer Dauer (entweder der Tiger erwischte einen oder nicht), heute dauert er den ganzen Tag. Überdies sind Stress und die Antwort darauf in Menschen, die sich nicht bewegen, entkoppelt: Die freigesetzte Energie wird nicht wie einst in Fluchtbewegung oder Kämpfe umgesetzt, sondern sie verbleibt im Körper. Die biochemischen Regelkreise sind alarmiert, werden aber nicht abreagiert. Die Autorin Tara Parker-Pope drückte es so aus: »Nun bist du eine Person mit unkontrolliertem Blutzucker, hohem Blutdruck, Blutgerinnseln, einem unterdrückten Liebesleben und einem schlingernden Immunsystem.«[10] Hinzuzufügen sind die Effekte auf das Gehirn. Ein Übermaß an Stresshormonen (Glukokortikoiden aus der Nebennierenrinde) lässt Nervenzellen absterben und Hirnareale schrumpfen.

Die vielfältigen Auswirkungen von Stress auf die physiologischen Vorgänge kann man messen und in einer Einheit (*allostatic load*) angeben. Arme, schlecht ausgebildete Menschen haben zumeist mehr Stress-Einheiten zu ertragen als Menschen, die reich und gut ausgebildet sind. Auch Schlafentzug und körperliche Inaktivität sind mit einer überdurchschnittlich hohen *allostatic load* verbunden.

Allerdings ist niemand dem Stress hilflos ausgeliefert. Denn wir können Verhaltensweisen ergreifen, um entweder erst gar nicht so viel davon aufkommen zu lassen oder um ihn besser abzubauen. Einerseits sind viele soziale Kontakte dazu angetan, Stress zu minimieren. Menschen, die sich mit den Verwandten gut verstehen und auf Freunde zählen können, haben vergleichsweise geringe Stresshormon-Spiegel im Blut und leben überdurchschnittlich lange.

Wenn sich Stress – wie es leider häufig der Fall ist – nicht vermeiden lässt, dann ist körperliche Bewegung die beste Antwort darauf. Nagetiere, die sich auf dem Laufrad austoben können, erkranken zum Beispiel nicht so schnell an Hirnstörungen, wenn sie unter Stress gesetzt werden. Im Vergleich zu körperlich trägen Artgenossen sind sie durch einen noch wenig verstandenen Mechanismus vor krankmachenden Abbauprozessen in ihren Gehirnen geschützt.[11] Aus evolutionärer Sicht leuchtet das ein: Wenn die Bewegung des Leibes (Flucht oder Kampf) unsere angeborene

Antwort auf Bedrohungen und Belastungen ist, dann »sollte körperliche Aktivität das natürliche Mittel sein, die Folgen von Stress zu vermeiden«.[12]

Dadurch nämlich können die Muskeln die überschüssige Energie verbrennen und auf diese Weise den Blutzucker-Spiegel normalisieren. Das Immunsystem arbeitet auch wieder besser, womöglich weil körperliche Bewegung die Zahl von weißen Blutkörperchen und Antikörpern erhöht. Während die Details der verbesserten Stressantwort noch unklar sind, wird ihr Nutzen für die Gesundheit deutlich erkennbar. Wer jeden Tag einen Spaziergang macht, der kriegt beispielsweise seltener Schnupfen. Die Forscherin Cornelia Ulrich von der University of Washington in Seattle und ihre Kollegen haben das an zunächst übergewichtigen, inaktiven Frauen nachgewiesen. Jene, die mit dem Walken anfingen, hatten nur halb so häufig Erkältungen wie Frauen, die sich nicht bewegten. Dieses Ergebnis »fügt der wachsenden Literatur zum gesundheitlichen Nutzen der maßvollen Bewegung einen neuen Aspekt hinzu«.[13]

Moderate körperliche Verausgabung führt schließlich zu einem erholsameren Schlaf, was den Stress weiter abbaut. Testpersonen, denen man mehrere Nächte nacheinander nur vier Stunden Schlaf gönnt, wirken gereizt und reagieren mit erhöhten Stresshormon- und Blutzuckerwerten. Als sich die Probanden endlich ausschlafen durften (zehn bis zwölf Stunden), waren diese Anzeichen von Stress verschwunden.

Die beschriebenen Effekte verstärken sich gegenseitig und verhindern frühzeitiges Verknittern und Altwerden. Die körperliche Bewegung verringert die *allostatic load* – und das ist mit einer erhöhten Lebenserwartung verbunden.

Länger jung bleiben

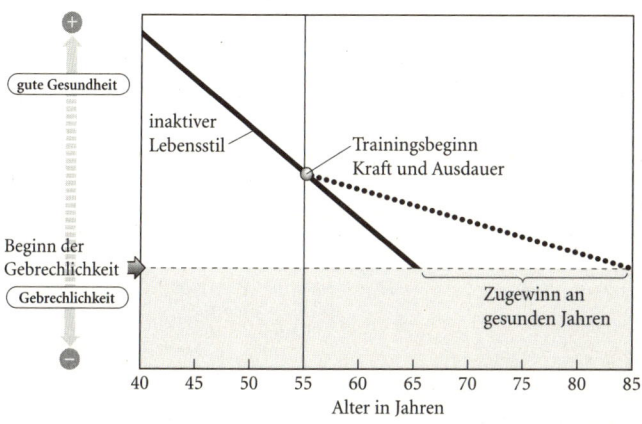

(nach Irwin Rosenberg, Biomarkers)

Mehr gesunde Tage

Das Ansteigen der mittleren Lebenserwartung ist ein Triumph der Zivilisation. Zugleich wird sie von Gesundheitspolitikern und sogar den Bürgern selbst als unheilvoller Trend gesehen. Die erhöhte Lebenserwartung werde im Grunde nur dazu führen, dass die Menschen länger krank sind. Das böse Wort von der Überalterung ist in der Welt. Hinfällige Alte würden Pflegeheime und Spitäler bevölkern und die Kräfte der jungen Generation binden.

Es war der Arzt James Fries von der Stanford University in Kalifornien, der sich der düsteren Vision als Erster entgegenstellte. Vor einiger Zeit veröffentlichte er im renommierten *New England Journal of Medicine* einen Aufsatz, der einen zuversichtlicheren Blick aufs Älterwerden ermöglicht.[14]

Läufer bleiben länger körperlich gesund

Die Gesundheit von Hobbyläufern im Vergleich
zu körperlich inaktiven Personen

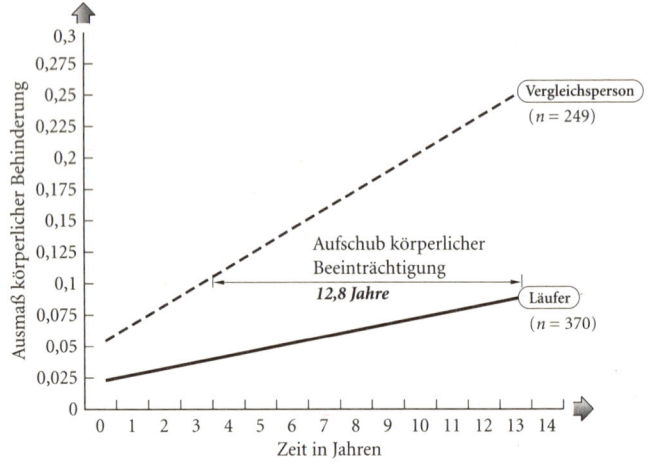

(nach Annals of Internal Medicine, 2003, 139, S. 455–459)

Wenn es gelänge, das Alter, in dem Krankheiten ausbrechen, nach hinten zu verschieben und wenn dieser Effekt
größer wäre als die allgemeine Steigerung der Lebenserwartung, dann würde das bedeuten: Die hinzugewonnene Lebenszeit besteht aus Jahren voller Gesundheit. Die Krank-
heitsphase vor dem Tod ist vergleichsweise kurz und findet
in einem immer höheren Lebensalter statt. James Fries hat
dafür den Begriff *compression of morbidity* ins Leben gerufen – die Morbidität wird verdichtet und zeitlich nach hinten geschoben.

Als Fries sein Gedankengut der Öffentlichkeit präsen-
tierte, wurde es als naives Wunschdenken abgetan. Manche
hielten es gar für gefährlich – womöglich halte es die Gesell-

schaft davon ab, Vorkehrungen für das herannahende Heer der kranken Alten zu treffen.

Inzwischen wurden die Ketzer eines Besseren belehrt. Der Trick mit der komprimierten Morbidität funktioniert, und jeder hat es in der Hand, das Phänomen für sich wirken zu lassen – durch regelmäßige körperliche Bewegung.

Fries und seine Kollegen haben das eindrucksvoll nachgewiesen: Sie untersuchten 370 Mitglieder eines Laufvereins und 249 träge Menschen. Zu Beginn waren die Teilnehmer im Durchschnitt 59 Jahre alt. Nach 13 Jahren erkundigte sich Fries, wie es den Leuten in der Zwischenzeit denn ergangen sei. Das Ergebnis: Gesundheitliche Beeinträchtigungen waren bei den Läufern statistisch gesehen 12,8 Jahre später aufgetreten als bei den Faulpelzen.

Die Daten beziehen sich auf langjährige Hobbyläufer. Was aber ist mit den vielen Menschen, die sich irgendwann nach dem dreißigsten Lebensjahr von körperlicher Bewegung verabschiedet haben? Ist es für sie irgendwann zu spät?

Nein, lautet die erbauliche Auskunft der Forscher. Eine Vielzahl von Studien hat ergeben: Entscheiden sich ältere Menschen, die träge waren, für eine bewegtere Lebensweise, dann werden sie mit Gesundheit belohnt. Sie klagen statistisch gesehen seltener über Beschwerden und nehmen nachweislich weniger medizinische Leistungen in Anspruch. Selbst 70- und 80-Jährige, die aufgrund körperlicher Inaktivität beinahe schon behindert sind, können durch gezieltes Training der Gebrechlichkeit Einhalt gebieten.

James Fries hat richtig gelegen. In der Summe kann regelmäßige Bewegung in einer immer älter werdenden Gesellschaft den Ausbruch von Krankheiten nach hinten verschieben und die Zahl der gesunden Tage mehren. Man kann nicht verhindern, dass man alt wird. Man kann aber viel dafür tun, dass dies in guter Verfassung geschieht.

Kapitel 14
Zaubermittel für jeden Tag

In der westlichen Welt gibt es ein kleines Volk, das sich die Bewegung erhalten hat. Die Männer gehen mit dem Pferdepflug übers Feld und melken die Kühe mit der Hand. Die Frauen klopfen den Staub aus den Teppichen und drehen die Wäsche von Hand durch die Mangel. Die Kinder gehen zu Fuß zur Schule.

Diese körperlich aktiven Menschen leben im Süden der kanadischen Provinz Ontario und gehören zu einer christlichen Religionsgemeinschaft, deren Vorfahren im 18. Jahrhundert aus der Deutschschweiz, aus dem Elsass und aus Deutschland nach Amerika ausgewandert sind. Sie sprechen bis zu diesem Tag einen deutschen Dialekt miteinander und nennen sich »Altamische« oder »amische Leit«. Sie folgen dem Glaubenssatz, »in dieser Welt, aber nicht von dieser Welt zu sein«, und wollen leben wie vor knapp 200 Jahren.

Allerdings gelingt das nur noch wenigen. Viele der insgesamt 200 000 in Nordamerika lebenden Amischen (die meisten wohnen in den USA) fahren zwar bis heute in ihren nostalgischen Kutschen, haben aber nach und nach bestimmte technische Errungenschaften wie etwa Traktoren akzeptiert. Etliche arbeiten in der Tourismusbranche, lassen sich von Besuchern bestaunen und bewegen sich körperlich kaum mehr.

Die ungefähr 500 Amischen in Ontario jedoch verzichten bis heute auf jegliche Hervorbringung des Fortschritts – was ihnen eine beneidenswerte Vitalität beschert.

Das fanden der Bewegungsforscher David Bassett von der University of Tennessee in Knoxville und die Anthropologin Gertrude Huntington von der University of Michigan in Ann Arbor heraus, als sie vor einiger Zeit zu diesem vergessenen Volk reisten. »Die Leute bleiben bis weit über 80 aktiv«, berichtet Huntington. Die Forscher baten darum, das Ausmaß ihrer körperlichen Aktivität messen zu dürfen.

Normalerweise meiden die Amischen von Ontario jeden Kontakt mit der Außenwelt, der Welt der »Englischen«. Sie sind froh, dass ihre Häuser und Höfe, die etwa 40 Meilen von der Metropole Toronto entfernt in spärlich besiedeltem Farmland liegen, vom Rest der Welt übersehen werden. Hier kreuzen noch keine Gaffer auf, niemand schießt Fotos, wenn sie im Pferdegespann über die Schotterstraßen fahren.

Doch weil die Studie einer guten Sache diente, machten 48 Frauen und 53 Männer eine Ausnahme. Eine Woche lang trugen die Amischen batteriebetriebene Schrittmesser an Rock- und Hosenbund und ließen sich körperlich untersuchen.[1]

Das Ergebnis: Die Männer taten im Durchschnitt jeden Tag 18 425 Schritte, die Frauen 14 196. Überdies führten die Amischen Protokolle über ihren Tagesablauf. Im Zeitraum von sieben Tagen verbrachten die Frauen 42 Stunden mit leichter bis schwerer Arbeit und waren fünf Stunden zu Fuß unterwegs. Die Männer arbeiteten 52 Stunden und gingen zwölf Stunden lang zu Fuß. Damit sind die Amischen ungefähr sechsmal aktiver als durchschnittliche Bewohner von Industriestaaten. Nur neun Prozent der Amisch-Frauen und keiner der Männer waren nach den Maßstäben der Schulmedizin stark übergewichtig (BMI von 30 oder größer). Damit sind sie viel ranker als der Durchschnitt ihrer Nachbarn in Kanada (14,9 Prozent der Bevölkerung sind stark übergewichtig) und in den nahen USA (30,9 Prozent) – und das, obwohl sie, wie ihre Vorfahren aus dem deutschsprachigen Raum, deftiges Essen mit Braten, Kartoffeln, Soße lieben und sich selbstgebackene Kuchen schmecken lassen.

Niemand fordert, auf Motorkraft und elektrische Energie, also auf Waschmaschine, Computer oder etwa das Auto zu verzichten. Und doch können wir von den Amischen lernen. Ihr Tagwerk ist so eingeteilt, dass keiner von ihnen auf die Idee käme, nach Feierabend so etwas wie »Sport« zu treiben, um etwas für die Gesundheit zu tun. Die Amischen haben es verstanden, die körperliche Aktivität in ihren Alltag zu integrieren. Verdutzt nehmen sie zur Kenntnis, dass es außerhalb ihrer Welt Menschen gibt, die sterben, weil sie sich körperlich zu wenig bewegen.

Zwei Millionen Todesfälle werden jedes Jahr durch körperliche Inaktivität verursacht, meldet die Weltgesundheitsorganisation. Ihren Experten zufolge muten sich 60 Prozent aller Erwachsenen weniger als 30 Minuten moderate Bewegung am Tag zu; 17 Prozent sollen gänzlich inaktiv sein.[2]

Während etliche Bewohner der industrialisierten Welt körperliche Aktivität und Sport in ihr Leben integriert haben und sogar mit einem noch gesünderen, weil nicht ganz so entbehrungsreichen Leben als die Amischen von Ontario belohnt werden, haben andererseits viele Millionen Menschen die Heilkraft der Bewegung noch nicht erkannt. Einer der Gründe dafür ist, dass viele Menschen das Potential des eigenen Körpers unterschätzen. Ihnen ist das Gesetz des Anatomen Wilhelm Roux (1850–1924) nicht bekannt, demzufolge die Organe bestimmte Mindestreize benötigen, damit sie ordentlich funktionieren. Werden ältere kränkelnde Menschen auf vitale und rüstige Altersgenossen hingewiesen, lehnen sie den Vergleich oftmals als unfair ab: Die besagten Personen hätten ja auch immer Sport getrieben!

Übersehen wird bei dieser Argumentation, dass die körperliche Ertüchtigung jedem offensteht, der gesund auf die Welt gekommen ist. Der Körper ist leistungsfähiger, als sich das viele Wohlstandsbürger vorstellen können. Es gibt keinen medizinischen Grund, mit 62, 65 oder 68 in Ruhestand zu gehen. Studien zeigen: Menschen, die gut ausgebildet sind (und aus diesem Grund wohl auf ihre Bewegung achten), verändern sich in puncto Gesundheit zwischen 55 und 75 Jahren kaum.

In dem Maße, wie Menschen die Regenerationsfähigkeit des Körpers verkennen, überschätzen sie den Einfluss der Gene auf ihre Leiblichkeit. Keine Frage, neben der Lebensweise bestimmen Gene die Fitness und die physiologischen Reserven – niemand würde das bestreiten.

Aber es ist aufschlussreich, wie Experten die Sache gewichten. Dem Arzt Aloys Berg und seinen Kollegen von der Abteilung für Rehabilitative und Präventive Sportmedizin des Universitätsklinikums Freiburg zufolge geht man inzwischen davon aus, dass »auch bei einer durch Anlage ungünstig geprägten Disposition individuell ein ausreichender Spielraum besteht, um über den Lebensstil Einfluss auf die Ausbildung von Risikofaktoren und die Entwicklung von chronischen Erkrankungen zu nehmen«.[3]

Die Ärztin Maria Fiatarone von der University of Sydney drückt es so aus: »Es ist jedoch zumindest teilweise eine Flucht möglich vor der genetischen Veranlagung für Typ-2-Diabetes, Schlaganfall, koronare Herzerkrankung, Bluthochdruck, Fettsucht und andere Plagen der modernen Zivilisation, und zwar durch die Verabreichung realistischer Dosen von körperlicher Aktivität. Vieles vom typischen Erscheinungsbild eines älteren Menschen – eine ausgedünnte, verkrümmte Wirbelsäule, verkümmerte Muskeln, wulstiges Fettgewebe am Unterleib – hängt stärker von der Zeit ab, die man in der Turnhalle verbracht hat, als vom Vergehen der Jahre.«[4] Maria Fiatarone weiß, wovon sie spricht. Sie war es, die Menschen, die 90 Jahre und älter waren, zum Training ermunterte – und ihnen auf diese Weise verloren geglaubte Kraft zurückgab.

Dass Menschen den eigenen Körper unterschätzen, zeigt sich auch bei Männern mit Potenzproblemen. Viele von ihnen leben in dem »Glauben, dass man wenig machen kann, um die erektile Dysfunktion umzukehren, und dass sie eine Begleiterscheinung des normalen Alterungsprozesses ist«.[5] Dabei mangelt es wahrlich nicht an Hinweisen, dass sich viele Körperfunktionen durch Training wiederbeleben lassen. Ein weiteres Beispiel sei erlaubt: Texanische Ärzte untersuchten 1966 fünf junge Männer und dokumentierten deren Fitness. 30 Jahre später wurden sie erneut durchgecheckt: Der Zahn des Nichtstuns hatte merklich an den Männern, die nunmehr 50 oder 51 Jahre alt waren, genagt. Dann absolvierten sie 24 Wochen lang ein moderates Ausdauerprogramm (joggen, walken, Rad fahren) – mit dem Ergebnis, dass ihre Ausdauerwerte wieder so gut waren wie drei Jahrzehnte zuvor!

In der öffentlichen Meinung ist diese Fähigkeit zur Verjüngung kaum bekannt; Potential und Leistungsreserven werden älteren Menschen abgesprochen. Das äußert sich beispielsweise darin, dass jüngere Menschen lauter reden und einen vergleichsweise simplen Wortschatz benutzen, wenn sie mit älteren Menschen sprechen. Die falschen Vorstellungen über das Alter, konstatiert der Publizist Frank Schirrmacher, seien »ebenso mörderisch wie alle anderen Rassismen, in denen Menschen minderwertig gemacht werden«.[6] Das gilt im wörtlichen Sinn. Denn Menschen sind so alt, wie sie sich fühlen. Die Stigmatisierung durch ihre Umwelt führt dazu, dass ältere Menschen tatsächlich langsamer gehen, schlechter hören, sich nicht mehr so gut erinnern und dass sie anfällig werden für Herz-Kreislauf-Erkrankungen.

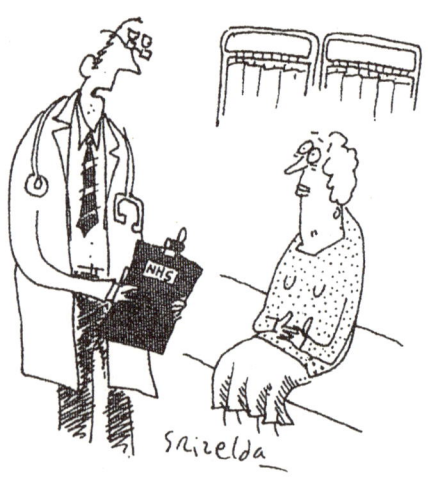

»Sie setzen sich doch nur gesundheitlichen Risiken aus, wenn Sie über 65 sind ...«

Die Psychologin Becca Levy von der Yale University in New Haven (Connecticut) hat das Phänomen an 90 gesunden älteren Menschen studiert. Zunächst testete sie die Gedächtnisleistung von ihnen. Dann ließ sie die Wörter »weise«, »aufmerksam«, »gescheit«, »belesen« vor den Augen der Testpersonen aufblitzen und machte einen weiteren Gedächtnistest: Nicht nur, dass die Menschen diesmal besser abschnitten, sie gingen sogar schneller als zuvor. Bei der Gegenprobe blitzten Worte wie »Demenz«, »Niedergang«, »senil« und »verwirrt« auf. Hernach wurden die Gedächtnisleistungen und Gehgeschwindigkeit wieder schlechter.[7] Ein Glück, dass sich der Effekt umdrehen lässt. Ermunterungen sind für das Gemüt gute Medizin.

Obwohl die körperliche Bewegung zu den besten Heilmitteln überhaupt zählt und gegen eine ganze Palette von Beschwerden wirkt, spielt sie in der Ausbildung von Ärzten eine nur winzige Rolle. Aus diesem Grund werden in den Praxen der westlichen Welt noch viel zu selten »Sportrezepte« verschrieben. Das Problem liegt darin, dass Bewegung ein Verhalten ist – und keine Pille, mit der sich Umsatz machen lässt. Aus diesem Grund drängt keine Werbekampagne die Bewegung in den Markt. Zwar können niedergelassene Mediziner in Deutschland eine Beratung über den Nutzen der Bewegung als Gesprächsleistung abrechnen, doch ist der Aufwand für ein »Pillenrezept« geringer.

Tablettenkuren und chirurgische Eingriffe gaukeln vielen Menschen vor, die moderne Medizin könne beheben, was jahrzehntelange körperliche Inaktivität am Körper anrichtet. Dieser Kinderglaube an die Möglichkeiten der Medizin ist ein weiterer Grund dafür, dass Menschen den Wert der Bewegung verkennen. Die Zahl der Rückenoperationen steigt seit Jahren, Pillen für Blutdruck und Cholesterin machen Milliardenumsätze. Das alles hält Wirtschaftskreisläufe in Gang und mag die Erwartungshaltung eines Patienten befriedigen – es ist und bleibt aber nichts anderes als Herumtherapieren an Symptomen.

Begünstigt wird die Hinwendung zu Pharma und invasiver Medizin durch falsche finanzielle Anreize im Gesundheitssystem. Nehmen wir das Beispiel der im sechsten Kapitel erwähnten Ballondilatation, eines Verfahrens zur Beseitigung von Engstellen in den Arterien des Herzens. Dabei wird ein biegsamer Gummischlauch bis in die Herzkranzgefäße geschoben. Wo die Schlauchspitze auf Engstellen stößt, wird nun ein winziger Ballon aufgeblasen. Auf diese Weise soll das Gefäß von innen geweitet werden. In ungefähr 80 Prozent der Fälle setzen die Kardiologen zusätzlich noch ein feinmaschiges Stahlröhrchen ein, einen so genannten Stent. Der soll das Gefäß offenhalten – was aber nicht von Dauer ist. In 20 bis 40 Prozent der Fälle verengt sich der gestentete Abschnitt erneut.

Ein Patient hat bessere Ergebnisse, das hat eine Studie des Herzzentrums Leipzig gezeigt, wenn er statt des operativen Eingriffs ein sanftes Sportprogramm fürs Herz absolviert: Es gibt weniger Komplikationen und weniger Schmerzen. Doch ungeachtet des spektakulären Befundes, der überall in der Welt zitiert wird, hält in Deutschland der Boom der Ballondilatation an. 1990 haben Kardiologen 33 785 dieser Prozeduren durchgeführt; inzwischen sind es mehr als 300 000. Einmal Dilatieren macht durchschnittlich 3600 Euro; im Jahr kommen da mehr als eine Milliarde Euro zusammen. Für dieses Geld könnte man eine Menge Fitnesskurse finanzieren.

Zu den Erfahrungen der Bewegungsmediziner gehört, dass viele Patienten einen aufwendigen und mit möglichen

Komplikationen verbundenen Eingriff für attraktiver halten als den scheinbar läppischen Rat, am Tag 30 Minuten auf dem Fahrradergometer zu strampeln. Im führenden Herzzentrum Leipzig jedenfalls sind Ärzte ein um das andere Mal frustriert über immobile und schwergewichtige Patienten, die man nicht zur Änderung ihrer Gewohnheiten bringen kann.

Viele Menschen in den Mitteljahren können sich die Konsequenzen des absoluten Bewegungsmangels nicht ausmalen: wie es ist, wenn sich Erkrankung um Erkrankung einstellt, der Körper dick und dicker wird. »Fettleibigkeit ist kein Lauf durch ein Minenfeld, wo du entweder auf einmal getötet wirst oder unversehrt durchkommst«, hat der amerikanische Biostatistiker David Allison einmal gesagt. »Vielmehr steigt dein Risiko mit der Zeit. Woran du stirbst, das sind die Effekte, die sich aufgrund der jahrelangen Fettleibigkeit anhäufen.«[8]

Die Absurditäten des medizinischen Alltags in der westlichen Welt veranschaulicht Maria Fiatarone am Beispiel einer älteren Patientin. Diese leidet an Auszehrung, Herzinsuffizienz, Depression, an den Folgen häufiger Stürze, Typ-2-Diabetes, Bluthochdruck, peripher arteriosklerotischer Gefäßerkrankung, Arthritis, Schlaflosigkeit und funktionellem Abbau. Gegen jedes einzelne Problem kann man ein pharmakologisches Mittel geben, und das ist der übliche Lauf der Dinge.

In Deutschland etwa machen Menschen über 60 Jahre 22 Prozent der Bevölkerung aus, sie konsumieren aber 54 Prozent der Arzneimittel. Viele schlucken mehr als zehn unterschiedliche Medikamente zur gleichen Zeit – und handeln sich dadurch oftmals schwerste Nebenwirkungen und Nierenschäden ein.

Wenn im Falle der älteren Patientin der Hausarzt eine maßvolle Dosis an Bewegung verschriebe, dann würden dadurch sämtliche Probleme gebessert, und es wäre nur noch ein Minimum an Tabletten nötig.

Die Erkenntnisse der Bewegungsmedizin sind so neu, dass sie noch nicht von vielen Ärzten eingesetzt wird. Erfreulicherweise jedoch schreitet der Paradigmenwechsel weiter voran, das Umdenken in der Branche ist nicht zu übersehen. In Hamburg wurde eine Ambulanz für Bewegungsmedizin am dortigen Universitätsklinikum eingerichtet. Der am Aufbau beteiligte Arzt Marc Ziegler sagte: »Wir möchten die breite Bevölkerung mit dem Medikament Bewegung behandeln.«

Martin Halle vom Klinikum Rechts der Isar der Technischen Universität München wiederum hat mit Kollegen das erste Lehrbuch zum Thema herausgegeben. Mehr als 35 Ärzte unterschiedlicher Fachrichtungen haben sich für das einzigartige Projekt zusammengetan. Ihr Kompendium »Sporttherapie in der Medizin« will Ärzten die Bewegungstherapie mit konkreten Hinweisen für die Praxis vermitteln.

Niedergelassene Ärzte sind offenbar am besten geeignet, die Menschen in Bewegung zu bringen. »Eine explizite Empfehlung des Hausarztes stellt nach unseren Analysen einen der bedeutendsten und wirksamen Einflussfaktoren auf die körperliche Aktivität dar«, haben Heidelberger Experten herausgefunden.[9]

Unkonventionelle, aber simple Schritte können die Leute im Wartezimmer motivieren, glaubt der Münchner Martin Halle: »Niedergelassene Ärzte müssten ihre Patienten am Mittwochnachmittag versammeln und sagen: Okay, wir gehen jetzt einmal los.« Im Rahmen eines Projekts tun er und seine Kollegen mit Typ-2-Diabetikern genau das – beinahe

ungläubig nehmen die Leute zur Kenntnis, wie ihr Blutzucker-Spiegel beim Spazierengehen fällt.[10] Wer als Patient
die Bewegung jetzt für sich wirksam werden lassen will,
sollte seine Ärztin oder seinen Arzt konkret darauf ansprechen. Falls Mediziner in Ihrem Umfeld den heilenden Wert
der körperlichen Ertüchtigung noch nicht erkannt haben,
können Sie sich an die nächste Universitätsklinik wenden
und dort an den jeweiligen Lehrstuhl für Sportmedizin.

In Krankenhäusern und Pflegeheimen tut ein Umdenken
not. In diesen Einrichtungen sollte Bettlägerigkeit »nicht
länger als schicksalhaftes Geschehen, sondern vielmehr als
Komplikation verstanden werden«.[11] In vielen Fällen wären
die Menschen wieder leicht zu mobilisieren, doch fehlt es
dazu an Fachwissen, Personal und Hilfsmitteln wie funktio-
nalen Möbeln. Besonders in Krankenhäusern sollte mehr
Zeit und Geld vorhanden sein, um die schlimmen Folgen
langer Bettruhe systematisch zurücktrainieren zu können.

Einen unkonventionellen und richtigen Schritt hat Angelika Zegelin vom Institut für Pflegewissenschaften der
Universität Witten/Herdecke gewagt. Sie hat im Gemein-
schaftskrankenhaus Herdecke einen Klinikspaziergang konzipiert. Die Tour führt zu rund 20 »Haltepunkten« wie Pa-
tientenbibliothek oder Röntgenabteilung, dauert etwa 45
bis 60 Minuten und hält Patienten auf Trab.[12]

Wenig hilft viel

Wenn Menschen einen aktiven Lebensstil ergreifen wollen,
dann setzen sie sich oftmals Ziele, die sie gar nicht erreichen
können. Aus einem Motivationsschub heraus kaufen sie
sich Turnschuhe, Gymnastikhosen, melden sich im Fitness-

studio an und legen fulminant los. Die Phase der Euphorie währt in aller Regel vier Wochen – dann wird die Lust an der Bewegung zur Last. Monat für Monat wird der Beitrag fürs Fitnessstudio abgebucht, aber man rafft sich kaum mehr auf, dorthin zu gehen.

So große Hürden müssen gar nicht sein. Erfreulicherweise wissen wir heute, dass es nur überraschend geringer Anstrengungen bedarf, um Gesundheit und Wohlbefinden zum Guten zu wenden. Bis vor einiger Zeit gingen Ratschläge davon aus, man müsse sich im Schweiße des Angesichts plagen. Doch dann ergab eine Durchsicht von 44 Studien: Die meisten der guten Bewegungseffekte stellen sich bereits ein, wenn man 1000 Kilokalorien pro Woche verbrennt. Bei bisher bewegungsarmen Erwachsenen führt ein Verbrauch von 500 bis 800 Kilokalorien sogar schon zu leichten Verbesserungen, haben Forscher der Universität Bayreuth herausgefunden.[13]

An mindestens fünf Tagen der Woche werden jeweils etwa 30 Minuten moderate Bewegung empfohlen: etwa flottes Gehen (so schnell, dass man leicht ins Schwitzen kommt), lockerer Dauerlauf oder zügig Rad fahren. Offenbar reicht das bereits aus, um die körperliche Ertüchtigung in evolutionärer Hinsicht auf das Steinzeit-Niveau zu bringen. Wer 30 Minuten tippelt und trabt, verbrennt etwa 200 bis 250 Kilokalorien. Das fünfmal in der Woche und dazu noch Garten- oder Hausarbeit, und schon reicht es an die 2000 Kilokalorien heran.

Die erstaunlich niedrige Schwelle ist in zweierlei Hinsicht vorteilhaft. Zum einen ist die Verletzungsgefahr extrem gering, man muss nicht einmal einen Muskelkater fürchten. Der Nutzen dieses sanften Bewegungssports ist viel größer als mögliche Schäden. Man kann das Training langsam angehen lassen. Menschen, die jahrelang nichts getan haben oder unter einer Erkrankung leiden, sollten mit ihrer Ärztin oder ihrem Arzt sprechen, ehe sie loslegen.

Zum anderen kann man die Bewegungseinheiten im Laufe des Tages sammeln, bis man das heilsame Pensum beisammen hat. Jede Ertüchtigung im Alltag hilft. Unkraut zupfen, staubsaugen, Straße kehren, Treppen steigen, wandern, einkaufen zu Fuß – wer solche Aktivitäten in seinen Tagesablauf einstreut, erreicht ohne Probleme Energieumsätze, die hoch genug sind, um bereits bestehende Erkrankungen günstig zu beeinflussen und andere Krankheiten auf Distanz zu halten.

Fit ist wichtiger als fett

Und mehr noch: Menschen, die einen aktiven Lebensstil ergreifen, verbessern in vielerlei Hinsicht ihr Leben. Sie gehen dazu über, sich gesünder zu ernähren, und neigen dazu, das Rauchen zu reduzieren oder ganz aufzugeben. Sie schlafen wieder besser und erhöhen, aufgrund der Vorbildrolle, die Bewegung der eigenen Kinder. Schließlich nutzt Bewegung der Gesundheit selbst dann, wenn man gar nicht abnimmt. Sie schützt gerade übergewichtige Männer besonders wirksam vorm Infarkt. Aber auch aktive dicke Frauen haben im Vergleich zu inaktiven dünnen Frauen ein verringertes Risiko für Herzleiden.

Übergewicht schadet der Gesundheit nicht sonderlich – solange man den schweren Leib stetig bewegt. Auf diese Formel lässt sich bringen, was auch Ärzte und Physiologen der University of South Carolina in der renommierten Medizinzeitschrift *Jama* vermeldet haben.[14]

Energieverbrauch pro Stunde

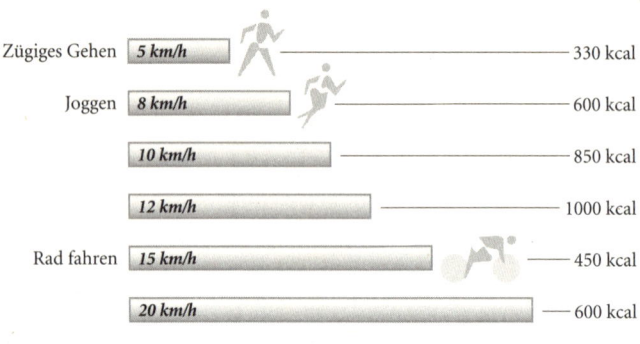

Zügiges Gehen	5 km/h — 330 kcal
Joggen	8 km/h — 600 kcal
	10 km/h — 850 kcal
	12 km/h — 1000 kcal
Rad fahren	15 km/h — 450 kcal
	20 km/h — 600 kcal

(nach Marc Ziegler et al. MMW-Fortschr. Med. 2004; 8)

Die Wissenschaftler haben den Fettanteil von mehr als 2600 älteren Menschen bestimmt, ihre körperliche Leistungsfähigkeit getestet und zwölf Jahre lang verfolgt, wie es um ihre Gesundheit stand. Dabei zeigte sich: »Körperlich leistungsfähige Personen haben eine längere Lebensdauer als untrainierte Personen, unabhängig von ihrer Körperform und Fettverteilung«, verkünden die Bewegungsforscher.

Aktive Dicke leben länger als inaktive Dünne – fit ist also entscheidender als fett. Und niemand muss zur Sportskanone werden: Wer an den meisten Tagen der Woche dreißig Minuten schnell spazieren geht, erhöht der Studie zufolge bereits die Chancen auf ein »längeres Leben bei besserer Gesundheit«.

Freilich kann man die guten Effekte noch steigern. Bewegung und Gesundheit stehen in einem linearen Verhältnis. Je mehr ein Mensch sich regt, desto größer der Zugewinn an Gesundheit. An fünf oder mehr Tagen der Woche 60 Minuten moderate Bewegung – was für ein Geschenk für Leib und Seele wäre das! In dieser Menge wäre sie auch die rechte

Dosis, um Darm- und Brustkrebs optimal vorzubeugen. Das Ausdauertraining kombiniert man idealerweise noch mit einem leichten Krafttraining: zweimal in der Woche oder häufiger. Allerdings kann man dem Körper zu viel des Guten zumuten. Bei hoher Trainingsbelastung (mehr als 3500 Kilokalorien pro Woche) können Schäden auftreten.[15]

Im Kampf gegen die lästigen Pfunde halten Physiologen regelmäßige Bewegung inzwischen für wirksamer als Diäten und das ewige Auf-die-Waage-Schielen. Wer seine archaischen Gene mit Hungerkuren überlisten will, ist in aller Regel zum Scheitern verurteilt. Die Gene sind eben so gepolt, dass man nach dem saftigsten Schinken und nach den süßesten Früchten greift. Eine wissenschaftliche Auswertung ergab: Seit 50 Jahren wechseln Diätmoden einander ab, ohne dass auch nur eine Wunderkur gefunden wäre. Wer eine Diät 15 Wochen durchhält, kann zwar an die elf Kilogramm verlieren. Allerdings ist der Effekt spätestens nach drei bis fünf Jahren verpufft und das alte Gewicht wieder erreicht.

Durch eine Erhöhung der körperlichen Aktivität und gleich bleibender oder leicht verringerter Kalorienzufuhr hingegen lässt sich der Körper dauerhaft in Form bringen. Wenn man jeden Tag 700 Kilokalorien mehr verbraucht, als man zu sich nimmt, wird das Körpergewicht unweigerlich sinken: jede Woche um etwa 500 Gramm. Entscheidend ist, das Schwinden der Pfunde zu objektivieren. Ermitteln Sie jeden Tag Ihr Gewicht, und tragen Sie es in eine Tabelle ein.

Wir mögen es drehen und wenden, wie wir wollen, am Ende hilft die Bewegung uns nur, wenn wir sie zur ständigen Begleiterin nehmen. Der Arzt und Papst der Ausdauerbewegung Ernst van Aaken bezeichnete tägliche Ertüchtigung als »Urlaub zur körperlichen Durcharbeitung, und dieser Urlaub ist wichtiger als Kuraufenthalte, Badekuren und selbst vierwöchiges Bergsteigen. Jeden Tag etwas tun, in kleinen unermüdlichen Schritten und Fortschritten die Gesundheit aufbauen. Das ist die Zauberformel.«[16] Es geht um den Erhalt des Körpers. Auf unsere Frage, welche Zähne wir putzen sollen, antwortet der Zahnarzt: »Nur diejenigen, die Sie behalten wollen.« Mit der körperlichen Aktivität ist es nicht anders: Bewegen Sie nur diejenigen Muskeln, die Sie behalten wollen.

Es gibt einfache Maßnahmen, wie man das Leben bewegter gestalten kann. Die Kinder sollten keine eigenen Fernseher haben, und auch das Familiengerät sollte häufig ausgeschaltet bleiben. In den USA verbringen die Menschen in der Freizeit inzwischen neunmal mehr Minuten vor dem Bildschirm als mit körperlichen Aktivitäten. Je länger die Menschen vor der Kiste hocken, desto weniger Schritte tun sie am Tag und desto größer ist ihr Risiko für Typ-2-Diabetes.[17] Der Kinderarzt Thomas Robinson von der Stanford University hat dazu 192 Kinder von zwei Grundschulen untersucht: Die Schüler der einen Schule durften maximal nur eine Stunde am Tag fernsehen. Die der anderen durften grenzenlos gucken – sieben Monate später waren die Dauergucker zwei Pfund schwerer und ihr Bauchumfang um 2,5 Zentimeter gewachsen.[18]

Ein weiterer Tipp lautet schlicht: klein anfangen. Martin Halle vom Klinikum Rechts der Isar sagt manchen seiner Patienten: Trimmen Sie sich 60 Sekunden pro Tag! Das klingt zunächst lächerlich wenig. Doch in der zweiten Woche soll man jeden Tag zwei Minuten trainieren, in der dritten Woche täglich drei Minuten und so weiter – nach einem halben Jahr ist man ein Gesundheitssportler zum Vorzeigen und braucht das Niveau bloß noch zu halten.

Das gelingt, indem man Muskelarbeit in den Alltag integriert: Rolltreppen meiden, einige Haltestationen vor dem eigentlichen Ziel aussteigen. Das Auto stehen lassen und mit dem Rad zur Arbeit fahren. Manchen fällt das Training in der Gruppe leichter und macht ihnen mehr Spaß. An Sportvereinen auch mit Einsteigerkursen und Initiativen von Krankenkassen mangelt es wahrlich nicht.

Wenn es um das Ausmaß der körperlichen Aktivität geht, sind wir allerdings Meister der Selbsttäuschung. Selbst jahrzehntelange Inaktivität empfinden wir oft nur als Ausnahmezustand, der nicht mehr lange währen wird. Beharrlich finden wir uns sportlicher, als wir es tatsächlich sind. Ein taugliches Mittel gegen die verzerrte Wahrnehmung wäre es, den Energieverbrauch zu objektivieren. Wir sollten es machen wie die Amischen in der eingangs erwähnten Studie – und einen Schrittzähler tragen. Diese segensreichen Geräte sind von neun Euro aufwärts zu haben. Wer bis zum Abend 10 000 Schritte gesammelt hat, kann die Füße hochlegen und sich freuen – das Tagessoll für die Gesundheit ist erfüllt.

Die Ausgaben für das Gesundheitssystem in Deutschland und anderen industrialisierten Staaten eskalieren. Immer höhere Summen von unserem Einkommen sind uns in den vergangenen Jahren für die Finanzierung des Systems abgezogen worden, und ein Ende der Kostenexplosion ist nicht in Sicht. Das Herumtherapieren an den vielfältigen Ausformungen des Bewegungsmangels ist einer der gewichtigsten Ausgabenposten. Allein in den USA werden jährlich mehr als 400 Milliarden Dollar für die Behandlung von Herzerkrankungen ausgegeben. Zur gleichen Zeit legen epidemiologische Studien nahe, dass beinahe ein Drittel aller Herzinfarkte vermieden würde, wenn die Menschen jede Woche zweieinhalb Stunden flott spazieren gingen. Bezogen auf Störungen des Stoffwechsels nehmen sich die Folgen der Trägheit noch dramatischer aus: 91 Prozent aller Erkrankungen an Typ-2-Diabetes lassen sich auf den Lebensstil zurückführen: Die Leute rauchen; sie essen mehr, als ihnen gut tut; sie bewegen sich nicht.

Klar ist: Würde eine Zauberhand den Bewegungsmangel aus der Welt entfernen, wären die finanziellen Probleme des Gesundheitssystems einstweilen gelöst.

Dürfen Versicherte eigentlich noch länger ein Recht auf körperliche Inaktivität haben? Mediziner stellen solche Fragen seit einiger Zeit. »Es sollte öffentlich diskutiert werden, bis zu welchem Ausmaß ungesundes Verhalten als Privatsache angesehen wird«, schreiben die deutschen Ärzte Rainer Hambrecht und Stephan Gielen in einem Essay im britischen Fachblatt *The Lancet.* »Es muss eine Balance gefunden werden zwischen einer zumutbaren Minimalanstrengung für ein Individuum, um die mit dem Lebensstil verbundenen Kosten zu reduzieren, und dem Eindringen eines investigativen Versicherungssystems in das Leben.«[19]

Die Bewegung entpuppt sich als eine der wirksamsten und verträglichsten Therapien überhaupt. Wenn das Verschreiben ausgerechnet dieses Wundermittels heute nicht gefördert und nicht angemessen honoriert wird, ist das widersinnig.

Dass Menschen körperlich aktiv werden, um die Ausgaben der Solidargemeinschaft für das Gesundheitssystem zu verringern, steht nicht zu erwarten. Eine Bürgerpflicht zur Leibesertüchtigung kann man nicht verordnen. Aber Aufklären und Informieren über die Kraft, die Krankheiten besiegt und das Leben verlängert – das sollte sein. Nun kann jeder seinen Weg gehen. Für den Aufbruch ist es nie zu spät, und jeder Schritt wird belohnt. 30 Minuten Bewegung jeden Tag lautet die Antwort auf die großen Krankheiten unserer Zeit.

ANHANG

Liste der verwendeten Abkürzungen

Anästhesiol Intensivmed Notfallmed Schmerzther	Anästhesiologie · Intensivmedizin · Notfallmedizin · Schmerztherapie
Ann Intern Med	Annals of Internal Medicine
Ann NY Acad Sci	Annals of the New York Academy of Sciences
Am J Prev Med	American Journal of Preventive Medicine
Arch Intern Med	Archives of Internal Medicine
Arterioscler Thromb Vasc Biol	Arteriosclerosis, Thrombosis, and Vascular Biology
Bundesgesundheitsbl – Gesundheitsforsch – Gesundheitsschutz –	Bundesgesundheitsblatt – Gesundheitsforschung Gesundheitsschutz
Cancer Epidemiol Biomarkers Prev	Cancer Epidemiology Biomarkers & Prevention
CMAJ	Canadian Medical Association Journal
Comp Biochem Physiol A Mol Integr Physiol	Comparative Biochemistry and Physiology Part A: Molecular & Integrative Physiology

Curr Alzheimer Res	Current Alzheimer Research
J Appl Physiol	Journal of Applied Physiology
J Clin Endocrinol Metab	Journal of Clinical Endocrinology & Metabolism
J Clin Oncol	Journal of Clinical Oncology
J Endocrinol Invest	Journal of Endocrinological Investigation
J Nutr	The Journal of Nutrition
J Rheumatol	The Journal of Rheumatology
Med Sci Sports Exerc	Medicine and Science in Sports & Exercise
MMW – Fortschr Med	MMW – Fortschritte der Medizin
N Engl J Med	New England Journal of Medicine
Öff Gesundh-Wesen	Öffentliches Gesundheitswesen
PdN-BioS	Praxis der Naturwissenschaften – Biologie in der Schule
Physiol Endocrinol Metab	American Journal of Physiology – Endocrinology and Metabolism
PNAS	Proceedings of the National Academy of Sciences
Postgrad Med J	Postgraduate Medical Journal
Scand J Med Sci Sports	Scandinavian Journal of Medicine & Science in Sports
West J Med	Western Journal of Medicine
Z Allg Med	Zeitschrift für Allgemeine Medizin

Anmerkungen

Vorwort

1 Huseyin Naci und John Ioannidis: Comparative effectiveness of exercise and drug interventions on mortality outcomes: metaepidemiological study. In: *British Medical Journal*, 2013,347, f5577

2 Dawne Lemanne et al.: The Role of Physical Activity in Cancer Prevention, Treatment, Recovery, and Survivorship. In: Oncology, 2013, 27, 6, S. 580–585 http://www.prostate-cancer-today.org/fulltext/2013/Lemanne_D130600.pdf

3 Steven Moore et al.: Leisure Time Physical Activity of Moderate to Vigorous Intensity and Mortality: A Large Pooled Cohort Analysis. In: *PLoS Med*, 2012, 9 (11): e1001335

4 Mark Hamer et al.: Taking up physical activity in later life and healthy ageing: the English longitudinal study of ageing. In: *British Journal of Sports Medicine*, 2014, 48, S. 239–243

5 Steven Moore et al.: Leisure Time Physical Activity of Moderate to Vigorous Intensity and Mortality: A Large Pooled Cohort Analysis. In: *PLoS Med*, 2012, 9 (11): e1001335

6 James O'Keefe und Carl Lavie: Run for your life … at a comfortable speed and not too far. In: *Heart*, 2013, 99, S. 516–519 http://indorgs.virginia.edu/MuscleClub/OKeefe_JH_article1 %2B2.pdf

7 David Raichlen und John Polk: Linking brains and brawn: exercise and the evolution of human neurobiology. In: *Proceedings of the Royal Society B*, 280, 20122250

8 Die Recherchen zu meiner *Spiegel*-Titelgeschichte (»Die Heilkraft der Bewegung«, Nr. 5/2006), die zum Ausgangspunkt dieses Buches werden sollte.

Kapitel 1: Heilen mit Bewegung

1 Ich habe Wayne Sandler für den *Spiegel* in seiner Praxis aufgesucht. Vgl. Die Heilkraft der Bewegung. In: *Der Spiegel* Nr. 5/2006

2 Carolyn Kaelin leitet das Comprehensive Breast Health Center des Brigham and Women's Hospital, das zur Harvard Medical School gehört. Vgl.: Carolyn Kaelin with Francesca Coltrera: Living Through Breast Cancer. New York 2005

3 Wildor Hollmann et al.: Körperliche Aktivität und Gesundheit. In: *Blickpunkt der Mann,* 2006, 3, S. 11–15

4 Jean Marx: Preventing Alzheimer's: A lifelong Commitment? In: *Science,* 2005, 309, S. 864–866

5 Michael Babyak et al.: Exercise Treatment for Major Depression: Maintenance of Therapeutic Benefit at 10 Months. In: *Psychosomatic Medicine,* 2000, 62, S. 633–638

6 Joshua Hunsberger et al.: Antidepressant actions of the exercise-regulated gene VGF. In: *Nature Medicine,* 2007, 13, 1476–1482

7 B. K. Pedersen und B. Saltin: Evidence for Prescribing Exercise as Therapy in Chronic Disease. In: *Scand J Med Sci Sports,* 2006, 16 (Suppl. 1), S. 3–63

8 Herbert Löllgen: Alter, Altern und Bewegung. In: *Deutsches Ärzteblatt* 2004, 101, S. A788–A789 (Heft 12)

9 Thorsten Schulz, Christiane Peters und Horst Michna: Bewegungstherapie und Sport in der Krebstherapie und -nachsorge. In: *Deutsche Zeitschrift für Onkologie* 2005, 37 (4), S. 159–168

10 Kardiologen verweisen auf die Extra-Match-Studie. Vgl. Rainer Hambrecht: Vom Sessel auf das Laufband! In: *MMW-Fortschr. Med.,* 2005, 35–36, S. 735/26–738/29

11 Heinz Mechling: Körperlich-sportliche Aktivität und erfolgreiches Altern. In: *Bundesgesundheitsbl – Gesundheitsforsch – Gesundheitsschutz* 2005, 48, S. 899–905

12 Randolph Nesse und George Williams: Warum wir krank werden. München 1997

13 Frank Booth et al.: Waging war on physical inactivity: using modern molecular ammunition against an ancient enemy. In: *J Appl Physiol,* 2002, 93, S. 3–30

14 Heinz Mechling: Körperlich-sportliche Aktivität und erfolgreiches Altern. In: *Bundesgesundheitsbl – Gesundheitsforsch – Gesundheitsschutz* 2005, 48, S. 899–905

15 Erst lange nach dem Ableben des James Fixx wurde bekannt, dass er eine angeborene Erkrankung des Fettstoffwechsels hatte. Durch seine Lauferei hat er sein Leben vermutlich deutlich verlängert. Der Arzt Herbert Löllgen aus Remscheid hat an etlichen Patienten gesehen:

Sportler können eine Herzkrankheit haben – und überleben wegen des Trainings. So auch bei Fixx. Er wäre sonst schon zehn Jahre früher gestorben.

16 Einen Essay zur Rolle des Zufalls in der Medizin hat der Arzt Barron H. Lerner verfasst. *New York Times* vom 19. September 2006

17 Allen Warburton et al.: Health benefits of physical activity: the evidence. In: *CMAJ*, 2006, 174(6), S. 801–809

18 Annette Becker: Schonungslose Medizin – Der neue Umgang mit dem Kranksein. In: *Z Allg Med*, 2006, 82, S. 338–342

19 Ansprache von Herbert Löllgen auf dem 40. Deutschen Sportärztekongreß, im September 2007 in Köln.

20 Rüdiger Reer et al.: Bewegungstherapie als therapeutisches Prinzip. In: *Bundesgesundheitsbl – Gesundheitsforsch-Gesundheitsschutz*, 2005, 48, S. 841–847

21 Rüdiger Reer et al.: Bewegungstherapie als therapeutisches Prinzip. In: *Bundesgesundheitsbl – Gesundheitsforsch-Gesundheitsschutz*, 2005, 48, S. 841–847

22 Linn Goldberg und Diane Elliot: The Healing Power of Exercise. New York 2000

23 Thomas S. Kuhn: Die Struktur wissenschaftlicher Revolutionen. 19. Auflage, Frankfurt 2002

24 Rüdiger Reer et al.: Bewegungstherapie als therapeutisches Prinzip. In: *Bundesgesundheitsbl – Gesundheitsforsch-Gesundheitsschutz*, 2005, 48, S. 841–847

Kapitel 2: Von den Gefahren, zu Bett zu gehen

1 Annette Becker: Schonungslose Medizin – Der neue Umgang mit dem Kranksein. In: *Z Allg Med*, 2006, 82, S. 338–342

2 An die Heilkraft der Bewegung auch für kranke Menschen hat Sir Richard Asher schon geglaubt, als seine Kollegen noch jedem Patienten vollkommene Schonung verschrieben. »Was für ein rührendes Bild er abgibt«, spottete er über einen im Bett liegenden Patienten. »Das Blut gerinnt in seinen Venen, das Kalzium schwindet aus seinen Knochen, die Fäkalien türmen sich in seinem Darm, das Fleisch verfault an seinem Hintern und sein Lebensmut entweicht aus seiner Seele!« Das Thema von Doktor Ashers Aufsatz ist aktueller denn je: »Die Gefahren, zu Bett zu gehen.« Vgl. Richard Asher: The Dangers of Going to Bed. In: *British Medical Journal*, 1947, 2, S. 967–968

3 Thomas Mann spielt auf die früher so beliebten Liegekuren für Menschen mit Tuberkulose an. Das ständige Liegen blieb für die Patienten nicht ohne Folgen: Beispielsweise vergrößerte sich die Gelenkspalte,

weil die unbelasteten Knochen und Gelenke schrumpften. Thomas Mann: Der Zauberberg, Frankfurt am Main 1989

4 Jules Romains: Knock oder der Triumph der Medizin, Stuttgart 1997

5 Chris Allen et al.: Bed rest: a potentially harmful treatment needing more careful evaluation. In: *The Lancet,* 1999, 354, S. 1229–1233

6 Thomas Gill et al.: Hospitalization, Restricted Activity, and the Development of Disability Among Older Persons. In: *Jama,* 2004, 292, S. 2115–2124

7 Angelika Abt-Zegelin: Prävention von Bettlägerigkeit. In: *Die Schwester Der Pfleger,* 2006, 3, S. 210–213

8 Almut Schmid et al.: Nährstoff- und Bewegungsmangel im Altenheim weitverbreitet. In: *Geriatrie Journal,* 2001, 1–2, S. 31–34

9 Angelika Abt-Zegelin: Prävention von Bettlägerigkeit. In: *Die Schwester Der Pfleger,* 2006, 3, S. 210–213

10 Paul Corcoran: Use it or Lose It – The Hazards of Bed Rest and Inactivity. In: Rehabilitation Medicine – Adding Life to Years (special Issue). *West J Med,* 1991, 154, S. 536–538

11 B. K. Pedersen und B. Saltin: Evidence for Prescribing Exercise as Therapy in Chronic Disease. In: *Scand J Med Sci Sports,* 2006, 16 (Suppl. 1), S. 3–63

12 Katherine Esposito et al.: Association of body weight with sexual function in women. In: *International Journal of Impotence Research,* 2007, 19, 353–357

13 Walter Bortz: The Disuse Syndrome. In: *West J Med,* 1984, 141, S. 691–694

14 Angelika Zegelin: »Festgenagelt sein« – Der Prozess des Bettlägerigwerdens durch allmähliche Ortsfixierung. In: *Pflege,* 2005, 18, S. 281–288

15 Paul Corcoran: Use it or Lose It – The hazards of Bed Rest and Inactivity. In: Rehabilitation Medicine – Adding Life to Years (special Issue). *West J Med,* 1991, 154, S. 536–538

16 Annette Becker: Schonungslose Medizin – Der neue Umgang mit dem Kranksein. In: *Z Allg Med,* 2006, 82, S. 338–342

Kapitel 3: Wir schonen uns zu Tode

1 Dieter Jeschke und Karlheinz Zeilberger: Altern und körperliche Aktivität. In: *Deutsches Ärzteblatt,* 2004, 101, S. A789–A798

2 Die repräsentative Erhebung des Bundes-Gesundheitssurveys stammt aus dem Jahr 1998. Vgl. www.rki.de/nn_197060/DE/Content/GBE/Erhebungen/Gesundheitssurveys/BGSurveys/bgsurveys__node.html?__nnn=true

3 zitiert nach: H. Mellerowicz: Bewegungsmangel – und seine Folgen. In: *Öff. Gesundh.-Wesen,* 1967, 29(11), S. 512–519

4 Steincrohns Bücher wurden ins Deutsche übertragen. Ich zitiere aus der englischen Originalausgabe, vgl. Peter Steincrohn: How to Be Lazy, Healthy, and Fit. New York 1968

5 Hans Kraus und Wilhelm Raab: Hypokinetic Disease – Disease produced by lack of exercise. Springfield, Illinois 1961

6 H. Mellerowicz: Bewegungsmangel – und seine Folgen. In: *Öff. Gesundh.-Wesen,* 1967, 29(11), S. 512–519

7 H. Mellerowicz: Bewegungsmangel – und seine Folgen. In: *Öff. Gesundh.-Wesen,* 1967, 29(11), S. 512–519

8 Die Kosten für körperliche Inaktivität in den USA beziehen sich auf das Jahr 2000. Vgl. http://www.who.int/dietphysicalactivity/publications/facts/pa/en/

9 William Haskell: Sport, Bewegung und Gesundheit. In: *Der Orthopäde,* 2000, 29, S. 930–935

10 *Der Spiegel* (Nr. 51/2000)

11 Einen Überblick über den aktuellen Bewegungszustand von Kindern hat die Ärztin Ulrike Korsten-Reck von der Medizinischen Universitätsklinik in Freiburg zusammengestellt. Vgl: Ulrike Korsten-Reck: Sport zur Prävention und Therapie von Übergewicht bei Kindern. In: *Deutsches Ärzteblatt,* 2007, 104 (1–2), S. A35–A39

12 William Haskell: Sport, Bewegung und Gesundheit. In: *Der Orthopäde,* 2000, 29, S. 930–935

13 *Spiegel online* vom 31. August 2006

14 William Haskell: Sport, Bewegung und Gesundheit. In: *Der Orthopäde,* 2000, 29, S. 930–935

15 S. Boyd Eaton and Stanley Eaton: An evolutionary perspective on human physical activity: implications for health. In: *Comp Biochem Physiol A Mol Integr Physiol.,* 2003, 136(1), S. 153–159

16 *Hamburger Abendblatt* vom 1.12.2006

17 Frank Booth und Darrell Neufer: Exercise Controls Gene Expression. In: *American Scientist* vom Januar 2005

18 Paul war einer der Patienten des Rehazentrums Insula in der Nähe von Berchtesgaden. Vgl: *Der Spiegel* Nr. 51/2000

19 *The Boston Globe* vom 26. Dezember 2006

20 S. Boyd Eaton and Stanley Eaton: An evolutionary perspective on human physical activity: implications for health. In: *Comp Biochem Physiol A Mol Integr Physiol.,* 2003, 136(1), S. 153–159

Kapitel 4: Fit wie in der Steinzeit

1 Die Tagung der International Diabetes Federation fand im November 2006 in Melbourne statt.

2 Manu Chakravarthy and Frank Booth: Eating, exercise, and »thrifty« genotypes: connecting the dots toward an evolutionary understanding of modern chronic diseases. In: *J Appl Physiol*, 2004, 96, S. 3–10

3 James O'Keefe et al.: Exercise Like a Hunter-Gatherer: A Prescription for Organic Physical Fitness. In: *Progress in Cardiovascular Diseases*, 2011, 53, S. 471–479

4 S. Boyd Eaton and Stanley Eaton: An evolutionary perspective on human physical activity: implications for health. In: *Comp Biochem Physiol A Mol Integr Physiol.*, 2003, 136(1), S. 153–159

5 S. Jay Olshansky et al.: A Potential Decline in Life Expectancy in the United States in the 21st Century. In: *N Engl J Med*, 2005, 352, S. 1138–1145

6 *The Boston Globe* vom 30. September 2006

7 Thea Shavlakadze und Miranda Grounds: Of bears, frogs, meat, mice and men: complexity of factors. affecting skeletal muscle mass and fat. In: *BioEssays,* 2006, 28, S. 994–1009

8 Wenn der Mensch von Natur aus ein Lauftier ist, stellt sich die Frage, warum manche Freizeitläufer Knieprobleme haben. Daniel Lieberman von der Harvard University sagt dazu: Einerseits sind unsere Vorfahren niemals auf hartem Asphalt gelaufen. Zum anderen tragen wir Schuhe, ein widernatürliches Tun, das unsere Muskulatur und dadurch auch die Gelenke schwächt. Überdies waren unsere Vorfahren nicht übergewichtig. Vgl. Dennis Bramble und Daniel Lieberman: Endurance running and the evolution of Homo. In: *Nature,* 2004, 432, S. 345–352

9 *The Boston Globe* vom 23. März 2007

10 *The Washington Post* vom 12. September 2006

11 *Der Spiegel* Nr. 44/1976

12 Christian Roberts and James Barnard: Effects of exercise and diet on chronic disease. In: *J Appl Physiol*, 2005, 98, S. 3–30

13 Mitteilung vom US-amerikanischen National Institute of Diabetes and Digestive and Kidney Diseases vom 6. Februar 2002

14 Zu diesem Fazit kommt das deutsche Diabetes-Zentrum in einer Mitteilung vom 18. 4. 2005 (www.diabetes-deutschland.de). Die Mitteilung bezieht sich auf: Javier Ibañez et al.: Twice-Weekly Progressive Resistance Training Decreases Abdominal Fat and Improves Insulin Sensitivity in Older Men With Type 2 Diabetes. In: *Diabetes Care,* 2005, 28, S. 662–667

15 Clare Gillies et al.: Pharmacological and lifestyle interventions to prevent or delay type 2 diabetes in people with impaired glucose tole-

rance: systematic review and meta-analysis. In: *British Medical Journal*, doi:10.1136/bmj.39063.689375.55 (published 19 January 2007)

16 Frank Hu et al.: Elevated Risk of Cardiovascular Disease Prior to Clinical Diagnosis of Type 2 Diabetes. In: *Diabetes Care*, 2002, 25, S. 1129–1134

Kapitel 5: Muskeln machen mobil

1 William Evans und Irwin Rosenberg mit Jacqueline Thompson: Biomarkers – The 10 keys to Prolonging Vitality. New York 1991

2 William Evans und Irwin Rosenberg mit Jacqueline Thompson: Biomarkers – The 10 keys to prolonging Vitality. New York 1991

3 Aloys Berg et al.: Mehr Bewegung für alle – Ansätze zur Veränderung von Lebensstil und Gesundheitsprofil. In: *Kinder- und Jugendmedizin*, 2004, 4, S. 139–145

4 Die molekularen Mechanismen, die bei körperlicher Bewegung die Beschaffenheit des Muskelzelle verändern, sind noch nicht vollständig verstanden. Befunden zufolge sind Enzyme wie Kinasen und Ligase sowie Transkriptionsfaktoren der FOX-Superfamilie involviert. Vgl. R. Sanders Williams und William Kraus: Exercise and health: Can Biotechnology Confer Similar Benefits? In: *PLoS Medicine*, 2005, 2, S. 209–213

5 Markus Schülke et al.: Myostatin Mutation Associated with Gross Muscle Hypertrophy in a Child. In: *N Engl J Med*, 2004, 350, S. 2682–2688

6 Henriette Pilegaard et al.: Transcriptional regulation of gene expression in human skeletal muscle during recovery from exercise. In: *Am J Physiol Endocrinol Metab*, 2000, 279, Issue 4, S. E806–E814

7 Jouko Karjalainen et al.: Muscle Fiber-type Distribution Predicts Weight Gain and Unfavorable Left Ventricular Geometry: a 19 year follow-up Study. In: *BMC Cardiovascular Disorders*, 2006, 6:2

8 William Evans und Irwin Rosenberg mit Jacqueline Thompson: Biomarkers – The 10 keys to prolonging Vitality. New York 1991

9 Aloys Berg et al.: Gewichtskontrolle ist nicht nur FdH. In: *MMW-Fort. Med*, 2004, Nr. 27–28, S. 636–639

10 John Todd and RJ Robinson: Osteoporosis and exercise. In: *Postgrad Med J*, 2003, 79, S. 320–323

11 Die von Lobbygruppen und pharmazeutischen Firmen propagierten Grenzwerte für Cholesterin sind mit Skepsis zu betrachten. Sie stammen von industrienahen Medizinern, die ökonomisch profitieren, wenn möglichst viele Menschen Tabletten zur Senkung der Blutfette nehmen. Die Grenzwerte wurden in den westlichen Ländern in den

vergangenen Jahrzehnten mehrmals abgesenkt, so dass inzwischen die Mehrheit der erwachsenen Bevölkerung diesen Werten nicht mehr genügt. Darunter sind normalgewichtige Menschen, die ein körperlich aktives Leben führen. Vgl. Jörg Blech: Die Krankheitserfinder – wie wir zu Patienten gemacht werden. Frankfurt am Main 2005

12 William Kraus et al.: Effects of the Amount and Intensity of Exercise on Plasma Lipoproteins. In: *N Engl J Med*, 2002, 347, S. 1438–1492

13 Hans-Georg Predel: Werden Sie Lebensstil-Manager! In: *MWW-Fortschr.Med*, 2006, 47, S. 29

14 William Evans und Irwin Rosenberg mit Jacqueline Thompson: Biomarkers – The 10 keys to prolonging Vitality. New York 1991

Kapitel 6: Was das Herz begehrt

1 Pressemitteilung der Deutschen Herzstiftung vom 20. September 2006

2 Hans-Georg Predel und Walter Tokarski: Einfluss körperlicher Aktivität auf die menschliche Gesundheit, *Bundesgesundheitsbl – Gesundheitsforschung – Gesundheitsschutz*, 2005, 48 (8): 833–840

3 Rainer Hambrecht: Sport als Therapie. In: *Herz*, 2004, 29, S. 381–390

4 Informationen zu Herzsportgruppen in Deutschland gibt es bei gesetzlichen Krankenkassen oder im Internet auf der Seite der Deutschen Gesellschaft für Prävention und Rehabilitation von Herz-Kreislauferkrankungen unter www.dgpr.de

5 B. K. Pedersen und B. Saltin: Evidence for Prescribing Exercise as Therapy in Chronic Disease. In: *Scand J Med Sci Sports*, 2006, 16 (Suppl. 1), S. 3–63

6 A. W. Gardner and E. T. Poehlman: Exercise rehabilitation programs for the treatment of claudication pain. A meta-analysis. In: *Jama*, 1995, 274, S. 975–980

7 B. K. Pedersen und B. Saltin: Evidence for Prescribing Exercise as Therapy in Chronic Disease. In: *Scand J Med Sci Sports*, 2006, 16 (Suppl. 1), S. 3–63

8 Rainer Hambrecht et al.: Effect of exercise on coronary endothelial function in patients with coronary artery disease. In: *N Engl J Med*, 2000, 17, 342, S. 454–460

9 Marianne Pynn et al.: Exercise Training Reduces Neointimal Growth and Stabilizes Vascular Lesions after Injury in Apolipoprotein E-Deficient Mice. In: *Circulation*, 2004, 109, S. 386–392

10 Romualdo Belardinelli et al.: Effects of Moderate Exercise Training on Thallium Uptake and Contractile Response to Low-Dose Dobutamine of Dysfunctional Myocardium in Patients With Ischemic Cardiomyopathy. In: *Circulation*, 1998, 97, S. 553–561

11 Volker Adams et al.: Increase of Circulating Endothelial Progenitor Cells in Patients with Coronary Artery Disease After Exercise-Induced Ischemia. In: *Arterioscler Thromb Vasc Biol*, 2004, 24, S. 684–690

12 Marcus Sandri et al.: Effects of Exercise and Ischemia on Mobilization and Functional Activation of Blood-Derived Progenitor Cells in Patients With Ischemic Syndromes: Results of 3 Randomized Studies. In: *Circulation*, 2005, 111, S. 3391–3399. Published online before print June 13, 2005, doi:10.1161/CIRCULATIONAHA.104.527135

13 Persönliche Mitteilung. Rainer Hambrecht war an dieser Studie und an anderen Studien in Leipzig maßgeblich beteiligt. Im Juni 2006 ist Professor Hambrecht vom Herzzentrum der Universität Leipzig an das Herzzentrum Bremen gewechselt.

14 Marcus Sandri et al.: Effects of Exercise and Ischemia on Mobilization and Functional Activation of Blood-Derived Progenitor Cells in Patients With Ischemic Syndromes: Results of 3 Randomized Studies. In: *Circulation*, 2005, 111, S. 3391–3399

15 Rainer Hambrecht et al.: Percutaneous coronary angioplasty compared with exercise training in patients with stable coronary artery disease: a randomized trial. In: Circulation, 2004,109, S. 1371–1378

16 Bei den Kosten handelt es sich nicht um die Kosten für die gesamte Behandlung, sondern um die Kosten für die Verbesserung um eine sogenannte CCS-Klasse (CCS steht für Canadian Cardiovascular Society)

17 Rainer Hambrecht: Vom Sessel auf das Laufband! In: *MMW-Fortschr. Med.*, 2005, 35–36, S. 735/26–738/29

18 Vgl. *MMW-Fortschr. Med*, 2006, 48, S. 16

19 M Piepoli et al.: Exercise training meta-analysis of trials in patients with chronic heart failure (ExTraMATCH). In: *BMJ*, 2004, 328, S. 189

20 Axel Linke et al.: Antioxidative Effects of Exercise Training in Patients With Chronic Heart Failure. In: *Circulation*, 2005, 111, S. 1763–1770

Kapitel 7: Knochenarbeit bringt Segen

1 Miriam Nelson et al.: Strong Women and Men Beat Arthritis. New York 2002

2 Kristin Baker et al.: The efficacy of home based progressive strength training in older adults with knee osteoarthritis: a randomized controlled trial. In: *J Rheumatol.*, 2001, 28, S. 1655–1665

3 KS Thomas et al.: Home based exercise programme for knee pain and knee osteoarthritis: randomised controlled trial. *British Medical Journal*, 2002, 325, S. 752

4 BW Penninx et al.: Physical exercise and the prevention of disability in

activities of daily living in older persons with osteoarthritis. In: *Arch Intern Med.,* 2001, 161, S. 2309–2316

5 Jean-Michel Brismée et al.: Group and home-based tai chi in elderly subjects with knee osteoarthritis: a randomized controlled trial. In: *Clinical Rehabilitation,* 2007, 21, S. 99–111

6 Beat Knechtle et al.: Führt Laufen zu Arthrose? In: *Praxis,* 2006, 95, S. 1305–1316

7 Stefan Gödde: Rheumatoide Arthritis: Kondition und Sport. In: *Deutsche Zeitschrift für Sportmedizin,* 2004, 5, S. 137–138

8 B. K. Pedersen und B. Saltin: Evidence for Prescribing Exercise as Therapy in Chronic Disease. In: *Scand J Med Sci Sports,* 2006, 16 (Suppl. 1), S. 3–63

9 Kevin McCully et al.: Reduced oxidative muscle metabolism in chronic fatigue syndrome. In: *Muscle Nerve,* 1996, 19, S. 621–625

10 Kathy Fulcher und Peter White: Randomised controlled trial of graded exercise in patients with the chronic fatigue syndrome. In: *British Medical Journal,* 1997, 314, S. 1647–1652

11 Monika Siegrist et al.: Krafttraining an konventionellen bzw. oszillierenden Geräten und Wirbelsäulengymnastik in der Prävention der Osteoporose bei postmenopausalen Frauen. In: *Deutsche Zeitschrift für Sportmedizin,* 2006, Nr. 7/8, S. 182–188

12 C. Green et al.: Bone mineral density testing: does the evidence support its selective use in well women? In: Vancouver, BC: British Columbia Office of Health Technology Assessment, 1997

13 Der Arzt Abramson hat ein zeitlos wichtiges Buch geschrieben, dem man gerade unter Medizinern viele Leser wünscht. Vgl. John Abramson: Overdosed America. New York 2004

14 Bone, Henry et al.: Ten Years' Experience with Alendronate for Osteoporosis in Postmenopausal Women. In: *N Engl J Med,* 2004, 350, S. 1189–1199

15 Eckhard Schönau und Oliver Fricke: Muskel und Knochen – eine funktionelle Einheit. In: *Deutsches Ärzteblatt,* 2006, Heft 50, S. A3414–A3419

16 Gaetano Crepaldi und S. Maggi: Sarcopenia and osteoporosis: A hazardous duet. In: *J. Endocrinol. Invest.,* 2005, 28 (Suppl. To no. 10, S. 66–68

17 Diane Feskanich et al.: Walking and Leisure-Time Activity and Risk of Hip Fracture in Postmenopausal Women. In: *Jama,* 2002, 288, S. 2300–2306

18 Pressemitteilung der Universität Freiburg vom 9. März 2004

19 Gregg, Edward et al.: Physical Activity and Osteoporotic Fracture Risk in Older Women. In: *Annals of Internal Medicine* 129, 1998, S. 81–88

20 *Der Tagesspiegel* vom 31. 10. 2006

Kapitel 8: Sanfter Sport kuriert den Rücken

1 James Weinstein: Absent from Work: Nature versus Nurture. In: *Ann Intern Med.*, 2004, 140, S. 142–143

2 Gordon Waddell et al.: Systematic reviews of bed rest and advice to stay active for acute low back pain. In: *British Journal of General Practice*, 1997, 47, S. 647–652

3 Annette Becker: Schonungslose Medizin – Der neue Umgang mit dem Kranksein. In: *Z Allg Med*, 2006, 82, S. 338–342

4 Jan Hildebrandt und S. Mense: Rückenschmerzen – ein ungelöstes Problem. In: *Der Schmerz*, 2001, 6, S. 411–412

5 Steffen Heger: Zur Psychosomatik des Failed-back-Syndroms: warum Rückenschmerzen chronifizieren. In: *Nervenarzt*, 1999, 3, S. 225–232

6 Jürgen Krämer: Der Spontanverlauf des lumbalen Bandscheibensyndroms. In: *Leopoldina*, 1999, 44, S. 401–410

7 Richard Deyo: Low-Back Pain. In: *Scientific American* vom August 1998

8 Steffen Heger: Zur Psychosomatik des Failed-back-Syndroms: warum Rückenschmerzen chronifizieren. In: *Nervenarzt*, 1999, 3, S. 225–232

9 Richard Deyo und James Weinstein: Low Back Pain. In: *N Engl J Med*, 2001, 344, S. 363–370

10 Ingrid Gralow: Psychosoziale Risikofaktoren in der Chronifizierung von Rückenschmerzen. In: *Schmerz*, 2000, 14, S. 104–110

11 Jan Hildebrandt: Die Muskulatur als Ursache für Rückenschmerzen. In: *Schmerz*, 2003, 17, S. 412–418

12 Jan Hildebrandt: Die Muskulatur als Ursache für Rückenschmerzen. In: *Schmerz*, 2003, 17, S. 412–418

13 Michael Pfingsten und Jan Hildebrandt: Die Behandlung chronischer Rückenschmerzen durch ein intensives Aktivierungskonzept (GRIP) – eine Bilanz von 10 Jahren. In: *Anästhesiol Intensivmed Notfallmed Schmerzther*, 2001, 36, S. 580–589

14 *New York Times* vom 11. Januar 2007

15 Michael Strumpf et al.: Medikamentöse Therapie bei Rückenschmerzen. In: *Schmerz*, 2001, 15, S. 453–460

16 Michael Pfingsten und Jan Hildebrandt: Die Behandlung chronischer Rückenschmerzen durch ein intensives Aktivierungskonzept (GRIP) – eine Bilanz von 10 Jahren. In: *Anästhesiol Intensivmed Notfallmed Schmerzther*, 2001, 36, S. 580–589

17 James Weinstein et al.: Surgical vs Nonoperative Treatment for Lumbar Disk Herniation. In: *Jama*, 2006, 296, S. 2441–2450

18 Eugene Carragee: Surgical Treatment of Lumbar Disk Disorders. In: *Jama*, 2006, 296, S. 2485–2487

19 Jeremy Fairbank et al.: Randomised controlled trial to compare surgi-

cal stabilisation of the lumbar spine with an intensive rehabilitation programme for patients with chronic low back pain: the MRC spine stabilisation trial. In: *British Medical Journal*, 2005, 330, S. 1233–1238

20 Recherche im Klinikum Neustadt in Holstein, einem großen Rückenzentrum, wo regelmäßig Patienten nachoperiert werden müssen

21 Jens Ivar Brox et al.: Lumbar instrumented fusion compared with cognitive intervention and exercises in patients with chronic back pain after previous surgery for disc herniation. In: *Pain*, 2006, 122, 145–155

22 A. Mannion et al.: Lumbale Rückenschmerzen – Vergleich von drei aktiven Therapieverfahren. In: *Manuelle Medizin und Osteopathische Medizin*, 2001, 4, S. 170–176 (Der Artikel ist die deutsche Fassung einer Erstpublikation in Rheumatology, 2001, 40, S. 772–778)

Kapitel 9: Lernen braucht Bewegung

1 Zitiert nach: A. Busche et al.: Lernen braucht Bewegung. In: *PdN-BioS*, 2006, 4/55, S. 40–44

2 Wildor Hollmann und Heiko Strüder: Gehirngesundheit, -leistungsfähigkeit und körperliche Aktivität. In: *Deutsche Zeitschrift für Sportmedizin*, 2003, 9, S. 265–266

3 Wildor Hollmann et al.: Körperliche Aktivität fördert Gehirngesundheit und -leistungsfähigkeit. In: *Nervenheilkunde*, 2003, 9, S. 467–474

4 Christine Graf et al.: Zusammenhänge zwischen körperlicher Aktivität und Konzentration im Kindesalter – Eingangsergebnisse des CHILT-Projekts. In: *Deutsche Zeitschrift für Sportmedizin*, 2003, 9, S. 242–246

5 Claudia Voelker-Rehage: Der Zusammenhang zwischen motorischer und kognitiver Entwicklung im frühen Kindesalter – ein Teilergebnis der MODALIS-Studie. In: *Deutsche Zeitschrift für Sportmedizin*, 2005, 10, S. 358–363

6 Adele Diamond: Close Interrelation of Motor Development and Cognitive Development and of the Cerebellum and Prefrontal Cortex. In: *Child Development*, 2000, 71, S. 44–56

7 A. Busche et al.: Lernen braucht Bewegung. In: *PdN-BioS*, 2006, 4/55, S. 40–44

8 Adele Diamond: Close Interrelation of Motor Development and Cognitive Development and of the Cerebellum and Prefrontal Cortex. In: *Child Development*, 2000, 71, S. 44–56

9 Ciba-Geigy fusionierte 1996 mit Sandoz zu Novartis, dem derzeitigen Ritalin-Hersteller.

10 Jörg Blech: Die Krankheitserfinder. Frankfurt am Main 2005

11 persönliche Mitteilung Christina Hahn

Kapitel 10: Die Seele wird munter

1 Andreas Broocks: Körperliches Training in der Behandlung psychischer Erkrankungen. In: *Bundesgesundheitsbl – Gesundheitsforsch – Gesundheitsschutz,* 2005, 8, S. 914–921

2 Norbert-Ullrich Neumann und Karel Frasch: Biologische Mechanismen antidepressiver Wirksamkeit von körperlicher Aktivität. In: *psychoneuro,* 2005, 31, S. 513–517

3 Andreas Broocks: Körperliches Training in der Behandlung psychischer Erkrankungen. In: *Bundesgesundheitsbl – Gesundheitsforsch – Gesundheitsschutz,* 2005, 8, S. 914–921

4 Michael Babyak et al.: Exercise Treatment for Major Depression: maintenance of Therapeutic Benefit at 10 Months. In: *Psychosomatic Medicine,* 2000, 62, S. 633–638

5 Andrea Dunn et al.: Exercise Treatment for Depression. In: *Am J Prev Med,* 2005, 28, S. 1–8

6 Andreas Broocks: Körperliches Training in der Behandlung psychischer Erkrankungen. In: *Bundesgesundheitsbl – Gesundheitsforsch – Gesundheitsschutz,* 2005, 8, S. 914–921

7 Das geflügelte Wort vom gesunden Geist in einem gesunden Körper (Mens sana in corpore sano) ist ein verkürztes Zitat, das sich verselbständigt hat. Juvenal sagte: »Bitten sollte man darum, dass in einem gesunden Körper ein gesunder Geist sei.«

8 *Der Spiegel* Nr. 20/06

9 Norbert-Ullrich Neumann und Karel Frasch: Prävention und Therapie demenzieller Erkrankungen mittels körperlicher Aktivität. In: *Krankenhauspsychiatrie,* 2006, 17, S. 155–159

10 Robert Abbott et al.: Walking and Dementia in Physically Capable Elderly Men. In: *Jama,* 2004, 292, S. 1447–1453

11 Suvi Rovio et al.: Leisure-time physical activity at midlife and the risk of dementia and Alzheimer's disease. In: *Lancet Neurol.,* 2005, 4, S. 705–711

12 Stanley Colcombe, Arthur Kramer et al.: Aerobic Exercise Training Increases Brain Volume in Aging Humans. In: *Journal of Gerontology,* 2006, 61A, S. 1166–1170

Kapitel 11: Jungbrunnen im Gehirn

1 Jörg Blech: Hirn, kuriere dich selbst! In: *Der Spiegel* Nr. 20/06

2 Elkhonon Goldberg habe ich für einen *Spiegel*-Artikel in seiner Praxis in Manhattan aufgesucht, vgl. *Der Spiegel* Nr. 20/06. Inzwischen wurde sein Buch ›The Wisdom Paradox‹ ins Deutsche übersetzt. Vgl. Elkhonon Goldberg: Die Weisheits-Formel. Reinbek 2007

3 Gerd Kempermann: Adult Neurogenesis. New York 2006

4 Ana Pereira et al.: An in vivo correlate of exercise-induced neurogenesis in the adult dentate gyrus. In: *PNAS,* 2007, 104, S. 5638–5643

5 Henriette van Praag et al.: Exercise Enhances Learning and Hippocampal Neurogenesis in Aged Mice. In: *The Journal of Neuroscience,* 2005, 25, S. 8680–8685

6 Johannes Thome und Amelia Eisch: Neuroneogenese. In: *Der Nervenarzt,* 2005, 76, S. 11–19

7 Bogdan Draganski et al.: Changes in grey matter induced by training. In: *Nature,* 2004, 427, S. 311–312

8 Andrea Mechelli et al.: Structural plasticity in the bilingual brain. In: *Nature,* 431, S. 757

9 Johannes Thome und Amelia Eisch: Neuroneogenese. In: *Der Nervenarzt,* 2005, 76, S. 11–19

10 Jean Marx: Preventing Alzheimer's: A lifelong Commitment? In: *Science,* 2005, 309, S. 864–866

11 Martin Lövdén et al.: Social Participation Attenuates Decline in Perceptual Speed in Old and Very Old Age. In: *Psychology and Aging,* 2005, 20, S. 423–434

Kapitel 12: Krebs – einfach weglaufen?

1 Gina Kolata: But Will It Stop Cancer? In: *New York Times* vom 1. November 2005

2 In der Studie wurden auch 100 gesunde Frauen getestet. Bei ihnen allerdings hatte die körperliche Bewegung keinen erkennbaren Effekt auf den Zustand der Darmzellen. Die Forscher erklären das unter anderem damit, dass die männlichen Studienteilnehmer sich während der Sportstunden womöglich stärker verausgabt haben. Vgl. Anne McTiernan et al.: Effect of a 12-month Exercise Intervention on Patterns of Cellular Proliferation in Colonic Crypts: A Randomized Controlled Trial. In: *Cancer Epidemiol Biomarkers Prev,* 15(9), 2006, S. 1588–1597

3 Petra Lahmann et al.: Physical Activity and Breast Cancer Risk: The European Prospective Investigation into Cancer and Nutrition. Cancer Epidemiology Biomarkers & Prevention, 10.1158/doi:1055–9965. EPI-06–0582, zuerst online veröffentlicht am 19. Dezember 2006

4 Kim Westerlind: Physical Activity and Cancer Prevention – Mechanisms. In: *Med. Sci. Sports Exerc.,* 2003, 35, S. 1834–1840

5 Anne McTiernan et al.: Relation of BMI and Physical Activity to Sex Hormones in Postmenopausal Women. In: *Obesity,* 14, 2006, S. 1662–1677

6 Die englische Bezeichung dieser segensreichen Proteine lautet: sex hormone binding globuline (SHBG).

7 Inger Gram, Ellen Funkhouser und Laszlo Tabar: Moderate Physical Activity in Relation to Mammographic Patterns. In: *Cancer Epidemiology Biomarkers & Prevention*, 1999, Vol. 8, S. 117–122

8 Es gab noch weitere Nebenwirkungen, die zum Abbruch der Studie geführt haben. Wenn 10 000 Frauen ein Jahr lang ein Kombinationspräparat (Östrogene und Gestagene) nehmen, dann werden nicht nur acht mehr an Brustkrebs erkranken als in einer Vergleichsgruppe ohne Hormone. Überdies erleiden sieben mehr einen Herzinfarkt; acht mehr einen Schlaganfall; acht mehr werden ein Blutgerinnsel haben. Es gab zwar auch Vorteile (sechs Fälle weniger an Darmkrebs und fünf Fälle weniger an gebrochenen Hüftgelenken), unterm Strich jedoch haben die Hormone mehr Schaden als Nutzen angerichtet. Vgl. Writing group for the women's health initiative investigators: risks and benefits of estrogen plus progestin in healthy postmenopausal women. In: *Jama*, 2002, 288, S. 321–333

9 L. Hoffman-Goetz et al.: Effect of 17-beta-estradiol and voluntary exercise on lymphocyte apoptosis in mice. In: *Physiol. Behav.*, 2001, 74, S. 653–658

10 Kim Westerlind: Physical Activity and Cancer Prevention – Mechanisms. In: *Med. Sci. Sports Exerc.*, 2003, 35, S. 1834–1840

11 Zhihong Gong et al.: Obesity, Diabetes, and Risk of Prostate Cancer: Results from the Prostate Cancer Prevention Trial. In: *Cancer Epidemiology Biomarkers & Prevention*, Vol. 15, 2006, S. 1977–1983

12 Thomas Hawighorst und Günter Emons: Adipositas und Krebs. In: *Der Gynäkologe* 12, S. 975–980, 2006

13 Eugenia E. Calle et al.: Overweight, Obesity, and Mortality from Cancer in a Prospectively Studied Cohort of U. S. Adults. In: *N Engl J Med*, 348, 2003, S. 1625–1638

14 Kristin Campell und Anne McTiernan: Exercise and Biomarkers for Cancer Prevention Studies. In: *J. Nutr.* 137, 2007, S. 161S-169S

15 Thomas Hawighorst und Günter Emons: Adipositas und Krebs. In: *Der Gynäkologe* 12, S. 975–980, 2006

16 persönliche Mitteilung Freerk Baumann vom Institut für Rehabilitation und Behindertensport der Deutschen Sporthochschule Köln

17 Fernando Dimeo: Welche Rolle spielt körperliche Aktivität in der Prävention, Therapie und Rehabilitation von neoplastischen Erkrankungen? In: *Deutsche Zeitschrift für Sportmedizin*, Jahrgang 55, Nr. 7/8, 2004, S. 177–182

18 Thomas Hawighorst und Günter Emons: Adipositas und Krebs. In: *Der Gynäkologe*, 2006, 12, S. 975–980

19 Vgl. Anna Schwartz et al.: Exercise reduces daily fatigue in women with breast cancer receiving chemotherapy. In: *Med Sci Sports Exerc,* 2001, 33(5), S. 718–723 und Anna Schwartz: Exercise and Weight Gain in Breast Cancer Patients Receiving Chemotherapy. In: *Cancer Practice,* 2000, 8 (5), S. 231–237.

20 Anna Schwartz: Cancer Fitness: Exercise Programs for Patients and Survivors. Riverside (New Jersey) 2004

21 Einen Überblick zum Effekt von Bewegung auf Frauen mit Brustkrebs haben Forscher der University of Alberta im kanadischen Edmonton zusammengestellt. Vgl. Margaret McNeely et al.: Effect of Exercise on Breast Cancer Patients and Survivors: a Systematic Review and Meta-Analysis. In: *CMAJ,* 2006, 175 (1), S. 34–41

22 Tetsuya Ohira et al.: Effects of Weight Training on Quality of Life in Recent Breast Cancer Survivors. The Weight Training for Breast Cancer Survivors (WTBS) study. In: *Cancer,* 2006, 106, S. 2076–2083

23 Pressemitteilung des University of Texas M. D. Anderson Cancer Center in Houston vom 17. Juli 2006

24 persönliche Mitteilung

25 Vgl. Thorsten Schulz et al.: Bewegungstherapie und Sport in der Krebstherapie und -nachsorge. In: *Deutsche Zeitschrift für Onkologie,* 2005, 37, S. 159–168. Das Zitat stammt aus: *Spiegel special* Nr. 4/2006.

26 Freerk Baumann et al.: Auswirkungen von Bewegungstherapien bei und nach Knochenmark-/Stammzelltransplantation. In: *Deutsche Zeitschrift für Onkologie,* 2005, 37 (4), S. 152–158

27 Jeffrey Meyerhardt et al.: Impact of Physical Activity on Cancer Recurrence and Survival in Patients With Stage III Colon Cancer: Findings From CALGB 89803. In: *J Clin Oncol.,* 2006, 24(22), S. 3535–3541

28 Michelle Holmes et al.: Physical activity and survival after breast cancer diagnosis. In: *Jama,* 2005, 293(20), S. 2479–2486.

29 Mit diesen Worten kommentierte der Direktor des US-amerikanischen National Cancer Institutes, Andrew von Eschenbach, den Effekt des Antikörpers Trastuzumab, der gegen Brustkrebs eingesetzt wird. Vgl. www.cancer.gov/newscenter/pressreleases/herceptinCombination2005

30 Wendy Demark-Wahnefried: Cancer Survival: Time to Get Moving? Data Accumulate Suggesting a Link Between Physical Activity and Cancer Survival. In: *Journal of Clinical Oncology,* 2006, Vol 24, No 22, S. 3517–3518

Kapitel 13: Länger leben und gesund bleiben

1 Jeremiah Barondess: On the Preservation of Health. In: *Jama,* 2005, 294, S. 3024–3026

2 John Hoberman und Charles Yesalis: Die Geschichte der androgen-anabolen Steroide. In: *Spektrum der wissenschaft* Nr. 4/1995

3 K. Sreekumaran Nair et al.: DHEA in Elderly Women and DHEA or Testosterone in Elderly Men. In: *N Engl J Med,* 2006, 355, S. 1647–1659

4 Henry Feldman et al.: Age Trends in the Level of Serum Testosterone and other Hormones in Middle-Aged Men: Longitudinal Results from the Massachusetts Male Aging Study. In: *J Clin Endocrinol Metab,* 2002, 87, S. 589–598

5 Thomas Travison et al.: The Relative Contributions of Aging, Health, and Lifestyle Factors to Serum Testosterone Decline in Men. In: *J Clin Endocrinol Metab,* 2007, 92, S. 549–555

6 Michael Rauchenwald: Körperliche Fitness beim alternden Mann. In: *Blickpunkt Der Mann,* 2003, 1, S. 20–23

7 Carol Derby et al.: Modifiable Risk Factors and Erectile Dysfunction: Can Lifestyle Changes Modify Risk? In: *Urology,* 2000, 56, S. 302–306

8 Katherine Esposito et al.: Effect of Lifestyle Changes on Erectile Dysfunction in Obese Men. In: *Jama,* 2004, 291, S. 2978–2984

9 Suresh Rattan: Anti-ageing strategies: prevention or therapy? In: *Embo reports,* 2005, 6, S. 25–28

10 *Wall Street Journal* vom 24. Juni 2006

11 Rod Dishman et al.: Neurobiology of Exercise. In: *Obesity,* 2006, 14, S. 345–356

12 Agathocles Tsatsoulis and Stelios Fountoulakis: The protective role of exercise on stress system dysregulation and comorbidities. In: *Ann N Y Acad Sci.,* 2006, 1083, S. 196–213

13 Jessica Chubak et al.: Moderate-Intensity Exercise reduces the Incidence of Colds Among Postmenopausal Women. In: *The American Journal of Medicine,* 2006, 119, S. 937–942

14 Der Artikel von James Fries ist im Netz frei verfügbar: http://aramis.stanford.edu/downloads/1980FriesNEJM130.pdf

Kapitel 14: Zaubermittel für jeden Tag

1 David Bassett et al.: Physical Activity in an Old Order Amish Community. In: *Med. Sci. Sports Exerc.,* 2004, 36, S. 79–85

2 http://www.who.int/dietphysicalactivity/publications/facts/pa/en/ (Zugriff am 19.3.2007)

3 Aloys Berg et al.: Gewichtskontrolle ist nicht nur FdH. In: *MMW-Fortschr. Med.*, 2004, Nr. 27–28, S. 636/27–30/639

4 Maria Fiatarone Singh: Essay: Fit for life – a geriatrician's perspective on ageing well. In: *The Lancet*, 2005, 366, Supplement 1, Seite S51

5 Thomas Travison et al.: The Natural Progression and Remission of Erectile Dysfunction: Results From the Massachusetts Male Aging Study. In: *The Journal of Urology*, 2007, 177, S. 241–246

6 Frank Schirrmacher: Das Methusalem-Komplott, 11. Auflage München 2004

7 *New York Times* vom 5. Oktober 2006

8 zitiert nach *Science*, Ausgabe vom 18. März 2005, S. 1716

9 Simone Becker et al.: Sportaktivität in Deutschland im 10-Jahres-Vergleich: Veränderungen und soziale Unterschiede. In: *Deutsche Zeitschrift für Sportmedizin*, 2005, 9, S. 226–232

10 Das Projekt heißt: (»DiSko – Wie Diabetiker zum Sport kommen«) Vgl: http://www.diabetes-sport.de

11 Angelika Zegelin: »Festgenagelt sein« – Der Prozess des Bettlägerigwerdens durch allmähliche Ortsfixierung. *In: Pflege,* 2005, 18, S. 281–288

12 Einen weiteren Klinikspaziergang gibt es am Klinikum Nürnberg; Angelika Zegelin: Klinikspaziergang zur Bewegungsförderung. In: *Die Schwester Der Pfleger*, Heft 8/2007

13 Ralf Sygusch et al.: Gesundheitssport – Effekte und deren Nachhaltigkeit bei unterschiedlichem Energieverbrauch. In: *Deutsche Zeitschrift für Sportmedizin*, 2005, 9, S. 318–326

14 Xuemei Sui et al.: Cardiorespiratory Fitness and Adiposity as Mortality Predictors in Older Adults. In: *Jama*, 2007, 298, S. 2507–2516

15 Heinz Mechling verweist hier auf: Pfaffenbarger RS et al.: Physical activity and physical fitness as determinants of health and longevity. In: Bouchard C, Shephard RJ, Stephens T et al (eds) Exercise, fitness and health: a consensus of current knowledge. Human Kinetics, Champaign, IL, S. 33–48

16 Ernst van Aaken: Programmiert für 100 Lebensjahre. 10. Aufl. Aachen 1999

17 Christian Roberts and James Barnard: Effects of exercise and diet on chronic disease. In: *J Appl Physiol*, 2005, 98, S. 3–30

18 *Der Spiegel* Nr. 51/2000

19 Rainer Hambrecht und Stephan Gielen: Essay: Hunter-gatherer to sedentary lifestyle. In: *The Lancet*, 2005, 366, S. S60–S61

Weiterführende Informationen

Trainingspläne für Einsteiger gibt es im Internet unter: www.sportge-sundheit.de und www.richtigfit-ab50.de. Diese Seiten werden vom Deutschen Olympischen Sportbund betrieben (www.dosb.de).

Namen von Ärztinnen und Ärzten sowie Untersuchungszentren finden sich unter www.dgsp.de und unter www.sportprogesundheit.de (die Empfehlungen gehen zurück auf den Deutschen Olympischen Sportbund in Zusammenarbeit mit der Deutschen Gesellschaft für Sportmedizin und Prävention).

Auf der Webseite www.sportprogesundheit.de kann auch das lokale Sportangebot abgerufen werden.

Die Universität Witten/Herdecke stellt im Internet allgemeinverständliche Informationen zu Rückenschmerzen zur Verfügung: www.patienten-leitlinien.de/Rueckenschmerz/rueckenschmerzen.html

Das deutsche Krebsforschungszentrum in Heidelberg hat die Broschüre »Bewegung und Sport in der Krebsvorbeugung« ins Netz gestellt www.krebsinformation.de

Die Deutsche Krebsgesellschaft hat verschiedene Broschüren zum Thema »Sport und Krebs« ins Netz gestellt: www.krebsgesellschaft.de

Danksagung

Ich danke den Ärzten und Wissenschaftlern, die mir geholfen haben: Freerk Baumann, Aloys Berg, Elkhonon Goldberg, Martin Halle, Christina Hahn, Gertrude Huntington,
Elke Jäger, Carolyn Kaelin, Gerd Kempermann, Ulman Lindenberger, Jeffrey Macklis, Wilhelm Niebling, Fernando
Nottebohm, Henriette van Praag, Irwin Rosenberg, Thorsten Schulz, Anna Schwartz, Heiko Strüder, Gertraud Teuchert-Noodt, Claudia Voelcker-Rehage, R. Sanders Williams, Andrea Zegelin und Marc Ziegler.

Herbert Löllgen, langjähriger Präsident der Deutschen
Gesellschaft für Sportmedizin, und Hans-Georg Predel,
Leiter des Instituts für Kreislaufforschung und Sportmedi-
zin der Deutschen Sporthochschule Köln, haben das Manu-
skript vorab gelesen. Rainer Hambrecht, Chefarzt der Kar-
diologie im Klinikum Links der Weser in Bremen hat das
Herzkapitel gelesen. Eckhard Schönau, von der Klinik und
Poliklinik für Kinder- und Jugendmedizin der Uniklinik
Köln, hat den Abschnitt zur Knochendichte vorab durchge-
sehen. Ich danke den Genannten für die Hilfe und für die
wertvollen Kommentare; die Interpretationen und etwaige
Fehler gehen auf mich zurück.

Ich danke Jobst-Ulrich Brand, meinem Freund seit gemeinsamen Tagen an der Hamburger Journalistenschule, der das komplette Manuskript vorab gelesen und geholfen hat, den Nominalstil einzudämmen. Matthias Landwehr hat das Projekt angeschoben. Peter Sillem hat das Buch vorangebracht.

Ein besonderer Dank geht an den *Spiegel* für die Genehmigung des Projekts. Insbesondere danke ich Stefan Aust, Johann Grolle und Olaf Stampf.

Der erste Dank gehört meiner Frau und unseren Kindern. Sie haben mich durch dieses Werk geführt.

Personen- und Sachregister

Jörg Blech
Heillose Medizin
Fragwürdige Therapien und wie Sie sich
davor schützen können

Band 17916

Wissen ist die beste Medizin! Welche medizinischen Vorsor-
gen und welche Eingriffe sind unnötig und gefährlich? Der
Wissenschaftsjournalist und Bestsellerautor Jörg Blech be-
leuchtet kritisch unter anderem Therapien gegen Bandschei-
benverschleiß, Arthrose, Herzbeschwerden, Alzheimer und
Osteoporose. Mit seinem Aufklärungsbuch streitet er gegen
Unwissenheit und Ratlosigkeit und für mehr Qualität in der
Medizin.

»Nach der Lektüre des Buches überlegt man gründlicher,
ob man sich unters Messer legt.«
Stern Gesund Leben

»Beste Lektüre fürs Wartezimmer.«
Brigitte

»Ich bin dafür, dass das Buch
von Herrn Blech Pflichtlektüre im Medizinstudium
wird und zwar ziemlich zu Anfang.«
*Rudolf Henke, Bundesärztekammer,
bei »Johannes B. Kerner« (ZDF)*

Fischer Taschenbuch Verlag